随身听中医传世经典系列

总主编◎裴颢

四诊抉微

清·林之翰◎撰

中国健康传媒集团
中国医药科技出版社

图书在版编目（CIP）数据

四诊抉微 /（清）林之翰撰 . —北京：中国医药科技出版社，2024.4
（随身听中医传世经典系列）
ISBN 978-7-5214-2967-1
Ⅰ . ①四…　Ⅱ . ①林…　Ⅲ . ①四诊—诊法—中国—清代
Ⅳ . ① R241.2

中国版本图书馆 CIP 数据核字（2022）第 023266 号

策划编辑　白　极　　**美术编辑**　陈君杞
责任编辑　郭紫薇　　**版式设计**　也　在

出版　**中国健康传媒集团**｜中国医药科技出版社
地址　北京市海淀区文慧园北路甲 22 号
邮编　100082
电话　发行：010-62227427　邮购：010-62236938
网址　www.cmstp.com
规格　880 × 1230 mm $^{1}/_{64}$
印张　5 $^{3}/_{4}$
字数　188 千字
版次　2024 年 4 月第 1 版
印次　2024 年 4 月第 1 次印刷
印刷　北京金康利印刷有限公司
经销　全国各地新华书店
书号　ISBN 978-7-5214-2967-1
定价　32.00 元

内容提要

《四诊抉微》为中医诊断学专著，清代林之翰代表作。林氏博采《内经》《难经》《伤寒杂病论》《脉经》等古典医籍理论及先哲精髓，并加详注，撰《四诊抉微》8 卷，附《管窥附余》1 卷，付梓于雍正元年（1723 年）。

书中 1~3 卷，主论望、闻、问诊，详细论述了颜面、口、鼻、耳、目、齿、舌等部位的各种形色变化，以声音审查疾病的方法，通过问诊了解疾病变化，并详析张景岳“十问”。4~7 卷，主论二十九道脉。第 8 卷主论六气之脉及节候之诊，附之以图，参之以诀，令后学者了了易明。后《管窥附余》1 卷，列原脉体用、浮脉主里须知、沉脉主表须知等内容。

本书系统地总结了古今有关四诊成就，加以分类叙述，是四诊合参具体应用的重要诊法书籍。

《随身听中医传世经典系列》编委会

出版者的话

中医学是中华文明的瑰宝，是中国优秀传统文化的重要组成部分，传承发展中医药事业是适应时代发展要求的历史使命。《关于促进中医药传承创新发展的意见》指出：要“挖掘和传承中医药宝库中的精华精髓”，当“加强典籍研究利用”。“自古医家出经典”，凡历代卓有成就的医家，均是熟读经典、勤求古训者，他们深入钻研经典医籍，精思敏悟，勤于临证，融会贯通，创立新说，再通过他们各自的著作流传下来，给后人以启迪和借鉴。因此，经典医籍是经过了千百年来的临床实践证明，所承载的知识至今仍然是中医维护健康、防治疾病的准则，也是学习和研究中医学的必由门径。

中医传承当溯本求源，古为今用，继承是基础，应熟谙经典，除学习如《黄帝内经》《伤寒杂病论》等经典著作外，对后世历代名著也要进行泛览，择其善者而从之，如金元四家及明清诸家著作等，可扩大知识面，为临床打好基础。

然而中医典籍浩如烟海，为了帮助读者更好地“读经典做临床”，切实提高中医临床水平，我社特整理出版了《随身听中医传世经典系列》，所选书目涵盖了历代医家推崇、尊为必读的经典著作，同时侧重遴选了切于临床实用的著作。为方便读者随身携带，可随时随地诵读学习，特将本套丛书设计为口袋本，行格舒朗，层次分明，同时配有同步原文诵读音频二维码，可随时扫码听音频。本套丛书可作为中医药院校学生、中医药临床工作者以及广大中医药爱好者的案头必备参考书。

本次整理，力求原文准确，每种古籍均遴选精善底本，加以严谨校勘，若底本与校本有文字存疑之处，择善而从。整理原则如下。

（1）全书采用简体横排，加用标点符号。底本中的繁体字、异体字径改为规范简体字，古字以今字律齐。凡古籍中所见“右药”“右件”“左药”等字样中，“右”均改为“上”，“左”均改为“下”。

（2）凡底本、校本中有明显的错字、讹字，经校勘无误后予以径改，不再出注。

（3）古籍中出现的中医专用名词术语规范为现代通用名。如“藏府”改为“脏腑”,“旋复花”改为“旋覆花”等。

（4）凡方药中涉及国家禁猎及保护动物（如虎骨、羚羊角等）之处，为保持古籍原貌，未予改动。但在临床应用时，应使用相关代用品。

希望本丛书的出版，能够为读者便于诵读医籍经典、切于临床实用提供强有力的支持，帮助读者学有所得、学有所成，真正起到“读经典，做临床，提疗效”的作用，为中医药的传承贡献力量。由于时间仓促，书中难免存在不足之处，亟盼广大读者提出宝贵意见，以便今后修订完善。

中国医药科技出版社

2022 年 3 月

柯 序

乌程林子宪百，著《四诊抉微》成，邮寄问序于余。余不知医，何以序林子之书为？虽然，余固不知医，余窃久知林子之志于医。盖林子为余桐岗徐夫子之族甥，昔年侍侧夫子，每向余啧啧道林子之医，少即专精笃嗜，博极群书，寒暑不辍；且遨游四方，遇岐黄宿硕名流，虚怀咨询，不弃一得。迨业成行世，远近敦请者，户外之屦恒满。林子志存济世，不计酬报，贵贱贫富，惟一体视。每遇疾病危急之家，诸医盈座，惟相向束手无策，或且唯唯诺诺，随人可否，林子独凭几出定见制方，病者立起死回生。以故夫子视学中州，日延林子至署，一时当路公卿争聘无虚日，艺术之神，吾里士大夫迄今能道之。噫！林子之医，其学业彰彰若是。其所著述，不即可决其信今而传后哉！故不敢以不知医辞，而为之序。

固始柯乔年拜手题

乩序

客问予曰：医可学乎？予应之曰：可。客又曰：予将究心于是数年，出而应世可乎？予哂之曰：谈何容易。医之一道，司生人之命。使仅如乡学，究诵《药性》，读《回春》，是直欲轻试人命，奚足言医？夫疗病者，必先审其症之源。凡夫脏腑、经络、阴阳、表里、虚实、血气，所病不外数者，而其中是是非非，纤毫疑似之间，皆在所必究，非具洞垣窥藏之能，则暗中摸索，误者多矣。虽然，症者证也。有是症必有形，是证者也。所以业岐黄者，汲汲焉以诊乎是。讲先贤往哲所言脸脉尚矣，顾三指之下，而欲洞见一切，正戛戛其难之于焉。察其气色以望为诊；辨其声音，以闻为诊；而所病之情形，有彼此不相知者，又不妨以所问诊之。如是而诊，微乎微乎！然所诊如是，有不得其微者乎？林子之书，颜之曰《四诊抉微》，正此之谓也。夫四诊之说，前人已有言之者矣，非林子创之也。而林子特为之分其条目，别其类象，汇诸名家之论说，贯诸名家之旨趣，而更参一己之所得。其言简洁详明，使一览之下，若隋候之珠，温峤之犀，无微不抉。付之剞劂，公之天下，业岐黄者，不当奉为宝筏耶？予甚悯世之操刀者之夥，亟取林子之出以示夫后学，兹于其固请，聊成数行，以为之序。

雍正丙午菊月下浣梦梅居士降笔于

戊水之南玉映堂中

陆　序

自乾坤定位，而大生广生庶类之疵疠夭札者，不获尽免于天高地厚之内。圣人洗心藏密，本吉凶同患之情，以补造化所不逮而著为医。炎帝亲尝百草，识寒热温凉之性，轩岐特阐五脏六腑、十二经络，与夫七情六欲、阴阳、虚实、表里等因，而立治之之法。由是张、刘、朱、李诸贤，各师其意，神明于规矩中，而论症论方等书大备。顾病在脏腑，从外而测乎内，必望其色、审其音、辨其症、详其脉，而后有隔垣之见，则四诊实医之要也。古人论脉，虽有专书，尚多聚讼；至望、闻、问。每略焉而毋详，即或载一二遗论，大抵仅得夫浅者、粗者，而不能晰其精，故世之业医者，时有捍格之叹。余友林子宪百，稽古有获而游艺于医，技入于神，四方之全活者甚众。爱体天地好生之德，而扩民胞物与之怀，遍搜昔贤妙义，断以心裁，辑而成帙，名曰《四诊抉微》。理窥其奥，法极其周，直如明镜之鉴物，无一不照。学者读是书，而凡疑难棘手之症，皆得借其阐发，效其施治，了然于心目之间。济世之仁溥矣，则得以宣圣化而助元功者，其殆与《素》《难》后先辉映哉！

戊水同学第陆树珠顿首拜题

自 序

夫诣泰华者，非济胜之具，不能以登其巅：涉江汉者，非舟辑之用，未足以达其原。是以师旷不废律吕以作乐，般倕难舍绳墨以成器。在宗匠亦必借资于物，而成其工巧。技艺之士，又岂能舍规矩而成方圆者哉？余尝游于艺，因维医之为道，先哲往往比类于盐梅，此无他，以其调燮之功，与操鼎鼐者捋耳。上古有熊御极，咨询六臣，阐微穷奥，首重于诊，谆谆三复，亦以其审阴阳，察虚实，视表里，莫不由于此也，如临河问津，舍梁筏又乌能飞渡耶？然诊有四，在昔神圣相传，莫不并重。自典午氏以后，作述家专以脉称而略望闻问，后人因置而不讲，大违圣人合色脉之旨矣。殊不知望为四诊最上乘功夫，果能抉其精髓，亦不难通乎神明，闻问亦然，终是缺一不可，譬如人之行立坐卧，何者可废耶？余因不揣固陋，翻绎往籍，搜别先圣之微言，造诣期登于神圣，钩致往哲之精华，指趋乔抵于工巧，取义理之精确而有据，明白易晓者，汇而成帙，间附一得之愚，颜之曰《四诊抉微》。出以问世，使后之习是业者，有所凭借，庶足以操司命之权，而拯斯世之诸疾苦，或未必无小补云尔。

雍正元年嘉平月茗东逸老林之翰书于

玉映堂中

顾序

尝念阴阳、律历、礼乐、兵刑，关忠孝大者，无出于医。故张子和著书名曰《儒门事亲》。以君父有疾，不审择而托之庸劣之手，与服许世子之药等耳，安得称忠孝？其时义亦大矣哉！论四序迁流，则有温肃寒燠之殊；语八方风土，则有刚柔厚薄之异；究七情六欲，则有委曲缠染之由；而于其间量天时，度地气，揣人心，赞化调元，功同良相者，殊非小补。然要之，审阴阳之虚实，别伤感之重轻，大约不离乎四诊者，近是。此观色、察言、辨证、视息之不可不详切而著明也。今余友林子宪百，系传八闽，流寓三吴，家戌上者，五叶于兹。早岁颖异过人，已缵先人儒术，淹贯经史，好古能文；特以迂疏寡效，缘是学阐黄岐，理研《灵》《素》，历有年所，以故疏方济世，行药活人，殆指不胜屈。

而其令嗣右王，亦箕裘克绍，仁术大行。将见杏林春遍，董奉不得专美于前；橘井云生，苏耽亦当让能于后。较之时下之稍通本草，略涉方经，辄试刀圭，肆行无忌者，余直当以林子乔梓，为吴下之李、张，浙中之仓、扁，岂虚誉哉！因之宪百于应酬之暇，效涪翁著述。博阅群书，广搜众说，参互考订，纂旧增新，明先贤所欲明，发前人所未发，勒成一书，公诸同好。俾世之行道者，于言色之察，证脉之辨，脏腑经络之间，洞如观火。非徒以晓之乡邑，亦将以昭示遐荒。讵仅以训诏儿孙，自能以嘉惠后学，博施济众，裨益良多，则是书之足以垂世而行远，当以余言为左券。因不揣谫陋，僭弁其简端云。

瑶邨弟顾耿光书于玉映堂中

凡 例

——四诊为岐黄之首务，而望尤为切紧。后贤集四诊者，皆首列切诊，而殿望闻问于后，简略而不能明辨，使后学视为缓务，置而不讲久矣。今余辑是编，先集经文，继附先哲之神髓，复分部而详之，于望遵《素》《难》之次序，用望为四诊之冠，欲学者，知所重而深求其义，则超上乘而进乎技，又何难哉？

——望诊在儿科尤为切要。口不能言，古称哑科，以其无从发问，而穷诘病因，惟赖望色察纹以验证，实难事也。临证之际，啼号躁扰，亦难聆音声之清浊长短，以究病情。至于切脉，更为难言。从古相沿，小儿半岁之际，《心鉴》有按眉端之法，兼辨脉纹以断病；三岁以下，始以脉诊焉，然亦不过以一指按高骨，分其三部，定其息数而已，外此无可凭借。至前人有谓小儿肌肤嫩薄，浮络易以呈形，以察虎口三关，为非是。必如其说，使业儿科者，何从下手而活幼乎？钱仲阳曰：小儿若凭寸口之浮沉，必横亡于孩子，盖亦有见。余因搜采小儿望诊而详其说，使来裔有所依倚而为之范，则非蛇足也。

——听声审音，可察盛衰存亡，并可征中外情志之感。《乐记》云：其声噍以杀者，哀心之感；其声啴以缓者，乐心之感；其声发以散者，喜心之感；其声粗以厉者，怒心之感。情志动于中而声应于外者，有若桴鼓之捷也。顾声音之道理亦渊深，义复宏邃，讵可不讲之有素乎？见先哲次于望而名之曰圣，洵非虚称，攻是业者，不可视为细务而忽略之。若能深自体察，则心领神会，超凡入圣之基，阶于此矣。噍，音焦。杀，音帅，言音之燥涩而低怯。注云：噍则竭而无泽，杀则减而不降可见矣。啴，音阐，宽绰之音又纾缓也。

——问为审察病机之关键，病家皆讳疾忌医而不告，医者避嫌耻问而缄默，均失之矣。苏长公云：

吾有病，悉以告医者，不以困医为事，旨哉言乎！若不问则无以悉病之因，多问则病者生烦而取厌。即有能问者，而所问皆泛，亦与不问者等耳。近代惟张景岳先生著《十问篇》，详略得中，纲举目张，有体用兼该之妙，可为后学之程式。予喜其切要，故录其全篇。学者果能熟玩而深思，则病之阴阳表里虚实，朗然炳照，已思过半矣。

——切诊前人往往编成歌，以括其要，无非便初学之诵读，由浅入深也。诸家歌诀，未惬人意，惟李濒湖《脉学》，包括义理，可称美善，固为诸家之翘楚。予因取以舟之首，重抉往哲之精微，次第递附，前后互印，相得益彰。由是而深造，则何难登轩岐之堂奥，而入四氏之室哉？

——卷中多采取四言诀附入，亦便初学之记诵使然也。

——《管窥附余》于后者，以一己之臆见，或理有未当，欲质正于时贤，故不敢混厕先哲之嘉言，恐遗碔砆乱玉之讥，以取整也。

目　录

卷之一

望诊…………………………………………………… 1

察形气 ………………… 1

察神气存亡 ………… 5

察五色 ………………… 6

合色脉诊病新久 …… 7

察五官 ………………… 9

部分内应五脏

四言诀 ……………… 9

五色见于面审

生死诀 ……………11

五色兼见面部诀 ……13

五色外见面部审虚实

生死诀 ………… 13

面目五色杂见生死诀 …24

妇人女子活法全在望

形察色论 ……… 25

察目部 ……………… 26

察鼻部 ……………… 31

察唇部 ……………… 33

察口部 ……………… 35

察耳部 ……………… 36

卷之二

望诊…………………………………………………… 37

察舌部 …………………… 37
白苔舌 …………………… 38
黄苔舌 …………………… 42
黑苔舌 …………………… 44
灰色舌 …………………… 49
红色舌 …………………… 52
紫色舌 …………………… 54
蓝色舌 …………………… 55
霉酱色舌 ………………… 56
妊娠伤寒观面色舌色法 ………… 56
妊娠辨分男女外验有四 ………… 57
女人受孕内外皆有征验者七 ……… 58
验胎贵贱寿夭法 …… 58
虚里跳动 ………………… 59
诊血脉 …………………… 60
诊毛发 …………………… 60
诊额 ……………………… 61
诊日月角 ………………… 61
诊眉 ……………………… 61
诊项 ……………………… 62
诊爪甲 …………………… 62
诊齿 ……………………… 63
诊诈病 …………………… 63
诊五脏绝证 ……………… 63
六腑绝证 ………………… 66
诊阴阳绝证 ……………… 68
《内经》死证 …………… 69
六经死证 ………………… 70
补遗诸死证 ……………… 71

卷之三

儿科望诊……………………………………………… 72
病机 …………………… 72
入门审候歌 ……………… 75

观面部五色歌 ········ 76
审虎口三关法 ········ 76
三关脉纹主病歌 ······ 76
手指脉纹八段锦图 ··· 77
虎口三关脉纹图 ······ 78
小儿死候歌 ·········· 78
八段锦歌 ············ 80
辨虎口纹十三形 ······ 81
面部形色诸证之图 ··· 85
玉枕腧穴之图 ········ 86
肢节见于面部之图 ··· 87
五脏六腑见于面部之图 ··· 88
《心鉴》按眉端法 ···· 89
审小儿六证 ·········· 89

经证考 ··· 91

足太阳膀胱经 ········ 91
足阳明胃经 ·········· 91
足少阳胆经 ·········· 92
足太阴脾经 ·········· 92
足少阴肾经 ·········· 93
足厥阴肝经 ·········· 93
手太阴肺经 ·········· 94
手少阴心经 ·········· 94

闻诊 ··· 96

听音论 ·············· 96
声审阴阳清浊新久 ··· 97
失守变动五脏之应 ··· 97
六腑之应 ············ 97
声审寒热虚实 ········ 98
脏诊 ················ 99
诊内外 ·············· 99
诊诸痛 ·············· 99
诊坏证 ·············· 100
诊诸风 ·············· 100
诊神志 ·············· 100
诊形体上下诸证 ····· 100
诊息 ················ 101

问诊…… 101

人品起居 …… 101
嗜欲苦乐 …… 102
十问篇 …… 104

卷之四

切诊一…… 118

原脉体用 …… 118
脉取寸口之义 …… 118
释寸口、气口、脉口…… 119
析寸关尺 …… 120
三部九候 …… 121
六部脏腑分属定位…… 123
存疑 …… 126
下指法 …… 126
下指有轻重 …… 127
诊视大法 …… 128
七诊 …… 129
脉审上下来去 …… 130
推求上下内外察病法 …… 131
因形气以定诊 …… 132
脉审阴阳顺逆 …… 133
脉有五逆 …… 135
四塞脉 …… 136
脉贵有神 …… 137
脉贵有根 …… 137
脉无根有二说 …… 138
浮中沉候五脏说 …… 139
诊足脉 …… 139
脉以胃气为本 …… 140
五脏平脉 …… 141
时脉 …… 142
脉逆四时 …… 145
五脏平病死脉 …… 146

脉有溢覆关格 …… 148
脉有伏匿 ………… 148
禀赋脉 ………… 149
肥人脉沉瘦人脉浮… 149
反关脉 ………… 150
反诊脉 ………… 151
南北政司天在泉不应之诊 ………… 152
不应有尺寸反左右交 ………… 152
外感辨风寒风热凭证略脉说 ………… 153
脉有五邪 ………… 154
诊新病久病脉法 … 154

卷之五

切诊二 ………… 155
病分新久易治难治不治 ………… 155
脉无胃气 ………… 157
无脉 ………… 157
祟脉 ………… 158
痰证似祟脉 ……… 160
怪脉 ………… 161
真脏脉 ………… 161
阴阳绝脉 ………… 163
行尸内虚脉 ……… 163
脉证不相应从脉从证论 ………… 163
方宜脉 ………… 164
脉分男女 ………… 164
脉以左右分阴阳气血说 ………… 166
假阴假阳脉 ……… 167
奇经八脉 ………… 168

《内经》脉决死期 …… 173
仲景脉法 …………… 177
仲景辨脉体状 ……… 178
残贼脉 ……………… 179
厥脉 ………………… 179
损至脉法 …………… 180
妇人妊娠诊分男
女脉法 …………… 182
预辨男女阴阳
算法诀 …………… 187

卷之六

切诊三 …………………………………… 188
提纲挈领说 ………… 188
脉分纲目说 ………… 189
浮 …………………… 190
沉 …………………… 193
迟 …………………… 196
数 …………………… 198
滑 …………………… 202
涩 …………………… 205
虚 …………………… 208
实 …………………… 211
长 …………………… 213
短 …………………… 215
洪 …………………… 217
微 …………………… 221

卷之七

切诊四 …………………………………… 224
细 …………………… 224
濡 …………………… 227

弱 …………………… 230
紧 …………………… 232
缓 …………………… 236
弦 …………………… 238
芤 …………………… 243
革 …………………… 245
牢 …………………… 247
伏 …………………… 250
动 …………………… 252
促 …………………… 254
结 …………………… 256
代 …………………… 258
疾 …………………… 263
散 …………………… 264
清 …………………… 265
浊 …………………… 266

卷之八

切诊五……………………………………………………… 267
病脉宜忌 ………… 267
运气要略……………………………………………………… 269
六气之脉应节候之诊 ……………… 269
五运六气图论 …… 271
总论 ……………… 272
天干之生五行之位五音之运生成之数太过不及平运总图 ………… 274
每年司天在泉正化对化之图 ……… 275
每年主气客气之图… 277
子午岁气热化之图… 279
丑未岁气湿化之图… 280
寅申岁气火化之图… 281
卯酉岁气燥化之图… 282

辰戌岁气寒化之图… 283
巳亥岁气风化之图… 284
每年交六气时
节日图 ………… 285
先天八卦后天八卦
九宫分野总图 … 286
九宫八风图 ……… 287
运气十一法 ……… 289
五运六气诗 ……… 292
二十四气七十二候生旺可
推运气盛衰章 … 294

附 管窥附余

原脉体用………………………………………… 296
存疑……………………………………………… 299
订人迎气口分左右牵合之失…………………… 304
六纲领对待主治………………………………… 309
浮脉主里须知 …… 309
沉脉主表须知 …… 310
迟脉主热须知 …… 312
数脉主寒须知 …… 314
数脉治有难易 …… 316
滑主血蓄须知 …… 317
涩主气滞须知 …… 320
代脉生死之辨 …… 323
代脉有二须知 …… 325
天禀似代脉 ……… 326
缓脉主热 ……… 326
跋………………………………………………… 328

卷之一

望诊

察形气

《素问·玉机真脏论》曰：凡治病察其形气色泽，脉之盛衰，病之新故，乃治之，无后其时。形气相得，形盛气盛，形虚气虚，谓之可治；色泽以浮，明也，谓之易已；形气相失，谓之难治，形盛气虚，气盛形虚；色夭，晦恶也，不泽，枯焦也，谓之难已。

《素问·三部九候论》云：形盛脉细，少气不足以息者危；形瘦脉大，胸中多气者死；形气相得者生；形肉已脱，九候虽调犹死。

《灵枢经》曰：形气不足，病气有余，是邪盛也，急泻之。形气有余，病气不足，急补之。形气不足，病气不足，此阴阳俱不足也，不可刺之，刺之则重不足，重不足则阴阳俱竭，血气皆尽，五脏空虚，老者绝灭，壮者不复矣。形气有余，病气有余，此阴阳俱有余也。急泻其邪，调其虚实。

慎庵按：邪盛正虚，当泻其邪，以扶正气。治若轻缓，迁延时日，使病邪日炽，真元日削，病必不治。今人多犯此。经文下一“急”字，最有关系，读者须着眼，毋轻看过。

眉批：慎庵补下注《素问·方盛衰论》云：形弱气虚死，以中外俱败也；形气有余脉气不足死，以外貌无恙脏气已坏也；脉气有余形气不足生，形衰无害，盖以根本为主也。上下两节，当互求其意。新故二字，虚实存焉，最为紧要，人多忽视。殊不知少壮新邪实证居多可攻；老衰久病虚者居多可补。此圣人示人察虚实之定法，学者毋忽此。故治有初终末之三法也。

东垣曰：病来潮作之时，精神增添者，是为病气有余；若精神困乏，是为病气不足。不问形气有余不足，只取病气有余不足也。夫形气者，形盛为有余，消瘦为不足。察口鼻中气，劳役如故，为气有余；若喘息气促、气短，或不足以息，为不足，当泻当补，全不在此，只在病势潮作之时。精神困弱，语言无力，懒语者急补之。

慎庵按：东垣言虽如此，然予尝见伤寒热病，热甚者，则热伤气，亦必精神困倦，语言无力，问之不答，此大实有羸状也，然必有大实热之脉证呈见，方是实证。东垣所云，亦必有虚寒之证脉可参。故审形气，又当以脉证合观，方得真实病情也。

凡人之大体为形，形之所充者气。形胜气者夭，肥白气不充，气胜形者寿，修长黑色有神。

肥人多中风，以形厚气虚，难以周流，而多郁滞生痰，痰壅气塞成火而多暴厥也。

瘦人阴虚，血液衰少，相火易亢，故多劳嗽。

形体充大，而皮肤宽缓者寿。

形体充大，而皮肤紧急者夭。

形涩而脉滑、形大脉小、形小脉大、形长脉短、形短脉长、形滑脉涩，肥人脉细小，轻虚如丝，羸人脉躁，俱凶。

血实气虚则肥，气实血虚则瘦。肥者能寒不能热，瘦者能热不能寒。能，读耐。

美髯而长至胸，阳明血气盈。髯少血气弱，不足则无髯。美髯者，太阳多血。

坐而下一脚者，腰痛也。

行迟者，痹也。或表强，或腰脚痛，或麻木风疾。里实护腹如怀卵物者，心痛也。

持脉病人欠者，无病也。

《内经》云：阳引而上，阴引而下，则欠；阴阳相引，故曰无病，病亦即愈。

慎庵按：此只可指初病轻浅者言，若久病虚脱，呼欠连绵不已者，最为危候。服药后欠渐止者生，进者死，不可与此同日语也。

息摇肩者，心中坚；息引胸中上气者，咳；息张口短气者，肺痿吐沫。

掌中寒者，腹中寒；掌中热者，阴不足，虚火盛。

诊时，病人叉手扪心，闭目不言，必心虚怔忡。

《经》云：仓廪不藏者，门户不要也；水泉不止者，膀胱不藏也。

头者，精明之府；头倾视深，精神将夺。

背者，胸中之府；背曲肩随，府将坏矣。

腰者，肾之府；转摇不能，肾将惫矣。

眼胞肿，十指头微肿者，必久咳。

察神气存亡

《经》曰：得神者昌，失神者亡。善乎神之为义。此死生之本，不可不察也。以脉言之，则脉贵有神。《脉法》曰：脉中有力，即为有神。夫有力者，非强健之谓，谓中和之力也。大抵有力中不失和缓，柔软中不失有力，此方是脉中之神。若其不及，即微弱脱绝之无力也，若其太过，即弦强真脏之有力也，二者均属无神，皆危兆也。以形证言之，则目光精采，言语清亮，神思不乱，肌肉不削，气息如常，大小便不脱，若此者，虽其脉有可疑，尚无足虑，以其形之神在也。若目暗睛迷，形羸色败，喘急异常，泄泻不已；或通身大肉已脱；或两手寻衣摸床；或无邪而言语失伦；或无病而虚空见鬼；或病胀满，而补泻皆不可施；或病寒热，而温凉皆不可用；或忽然暴病，即沉迷烦躁，昏不知人；或一时卒倒，即眼闭口开，手撒遗尿。若此者，虽其脉无凶候，必死无疑，以其形之神去也。再以治法言之，凡药食入胃，所以能胜邪者，必须胃气施布药力，始能温吐汗下，以逐其邪。若邪气胜，胃气竭者，汤药纵下，胃气不能施化，虽有神丹，其将奈之何哉？所以有用寒不寒，用热不热者，有发其汗而表不应，行其滞而里不应者，有虚不受补，实不可攻者，有药食不能下咽，或下咽即呕者。若此者，呼之不应，遣之不动，此以脏气元神尽去，无可得而使也。是又在脉证之外，亦死无疑者。虽然脉证之神，若尽乎此。然有脉重证轻，而知其可生者；有脉轻证重，而知其必死者，此取证不取脉也。有证重脉轻，而必其可生者；有证轻脉重而谓其必死者，此取脉不取证也。取舍疑似之间，自有一种玄妙也。《传忠录》

察五色

《经》曰：能合色脉，可以万全。精明五色者，气之华也。

《灵枢·五色》篇曰：其色粗以明，沉夭者为甚；其色上行者，病益甚，浊气方升而色日增，日增者病日重；其色下行如云撤散者，病方已，下行者，滞气散而色渐退，渐退者，病将已。五色各有脏部，有外部，有内部也。色从外部走内部者，其病从外走内；其色从内走外者，其病从内走外。五色各见其部，察其浮沉，以知浅深；察其泽夭，以知成败；察其抟散，以知远近；视色上下，以知病处。粗，显也。抟，音团，聚也。

眉批：外部谓面之两侧，内部谓面之中央，即《经》云：六腑挟其两侧，五脏次于中央之义也。从外走里，外邪传里也，从里走外，内邪达外也。此等关头，存乎其人。

合色脉诊病新久

《素问·脉要精微论》曰：征其脉小，色不夺者，新病也；征其脉不夺，其色夺者，此久病也；征其脉与五色俱夺者，此久病也；征其脉与五色俱不夺者，新病也。

张路玉曰：凡暴感客邪之症，不妨昏浊壅滞。病久气虚，只宜瘦削清癯。若病邪方锐，而清白少神，虚羸久困，而妩媚鲜泽，咸非正色。五色之中，青黑黯惨，无论病之新久，总属阳气不振，惟黄色见于面目，而不至索泽者，皆为向愈之候。

色脉之阴阳，阳舒而阴惨也。色清而明，病在阳分；色浊而暗，病在阴分。

张三锡曰：五脏六腑之精华，上彰于明堂。而脏腑有偏胜盈虚，若色若脉，亦必随而应之，但当求其有神，虽困无害。神者，色中光泽明亮是也。脉有胃气，同一理也。

丹溪曰：肥人湿多，瘦人火多，白者肺气虚，黑者肾气足。形色既殊，脏腑亦异。外症虽同，治法迥别。

《灵枢·邪气脏腑病形》篇曰：夫色脉与尺脉之相应也，如桴鼓影响之相应也，不得相失也。此亦本末根叶之出候也，故根死则叶枯矣。色脉形肉不得相失。色青者，其脉弦；赤者，其脉钩；黄者，其脉代；白者，其脉毛；黑者，其脉石。其色见而不得其脉，反得其相胜之脉，则死矣；得其相生之脉，则病已矣。

察五官

《灵枢·五阅五使》篇曰：鼻者，肺之官也。目者，肝之官也。口唇者，脾之官也。舌者，心之官也。耳者，肾之官也。故肺病，喘息鼻张；肝病者，眦青；脾病者，唇黄；心病者，舌卷短，颧赤；肾病者，颧与颜黑。

部分内应五脏四言诀

此即《五色》篇经文，《汇辨》编为歌诀，以便记诵。

五脏六腑，各有部分。额主阙庭，上属咽喉，阙循鼻端，五脏之应。内眦挟鼻，下至承浆，属于六腑，表里各别。自颧下颊，肩背所主，手之部分。牙车下颐，属股膝胫，部分在足，脏腑色见，一一可征。庭者首面，阙上咽喉，阙中者肺，下极为心。直下者肝，肝左为胆，肝下属脾，方上者胃，中央大肠。挟大肠者，北方之肾，当肾者脐。面王以上，则为小肠。面王以下，膀胱子处，更有肢节，还须详察。颧应乎肩，颧后为臂，臂下者手。目内眦上，属于膺乳，挟绳颊之外曰绳而上，为应乎背。循牙车下，为股之应。中央者膝，膝下为胫。当胫下者，应在于足。巨分者股，口旁大纹处为巨分，巨屈颊下曲骨膝膑膝盖骨也。部分已精，须合色脉。五色外见，为气之华。白当肺辛，赤当心苦，青当肝酸，黄当脾甘，黑当肾咸。白则当皮，赤则当脉，青则当筋，黄则当肉，黑则当骨。五脏之色，皆须端满，如有别乡，非时之过。其色上锐，首空上向，下锐下向，左右如法。

凡邪随色见，各有所向，而尖锐之处，即其乘处，所进之方。故上锐者，以首面正气之空虚，而邪即乘之上向也。左右上下，皆同此法。

朱丹溪曰：容色所见，左右上下，各有其部。脉息所动，寸关尺皆有其位。左颊者，肝之部，以合左手关位；肝胆之分，应于风木，为初之气。额为心之部，以合于左手寸口；心与小肠之分，应于君火，为二之气。鼻为脾之部，合于右手关脉；脾胃之分，应于湿土，为四之气。右颊者，肺之部，合于右手寸口；肺与大肠之分，应于燥金，为五之气。颐为肾之部，以合于左手尺中，肾与膀胱之分，应于寒水，为终之气。至于相火，为三之气，应于右手，命门三焦之分也。若夫阴阳五行，相生相胜之理，当以合之色脉而推之也。

按：此所言“部分”，与《灵枢》微异。然今人论部，皆从此，故备之。

五色见于面审生死诀

《脉要精微论》曰：赤欲如帛裹朱，不欲如赭；白欲如鹅羽，不欲如盐；青欲如苍壁之泽，不欲如蓝；黄欲如罗裹雄黄，不欲如黄土；黑欲如重漆色，不欲如地苍。

《五脏生成》篇曰：生于心，如以缟裹朱；生于肺，如以缟裹红；生于肝，如以缟裹绀深青杨赤色；生于脾，如以缟裹栝楼实；生于肾，如以缟裹紫。此五脏所生之外荣也。

慎庵按：缟，素绢也。裹以朱红绀黄紫之色于内，其光泽浅润辉映于外，犹面之气色，由肌肉内而透见于外，有神气之荣泽，故为平也。总之，审面色之大法，喜鲜明润泽，而恶暗晦沉滞枯涩不明也。

又曰：青如翠羽者生，赤如鸡冠者生，黄如蟹腹者生，白如豕膏者生，黑如乌羽者生，此五色之见生也。以其鲜明润泽也。

又曰：五脏之气，色见青如草滋者死，黄如枳实者死，黑如煤炲者死，赤如衃血者死，白如枯骨者死，此五色之见死也。谓其枯涩无神气也。

潘硕甫曰：夫气由脏发，色随气华。如青黄赤白黑者，色也；如鹅羽、苍璧、翠羽、鸡冠等类，或有鲜明外露，或有光润内含者，气也。气至而后色彰，故曰欲、曰生。若如赭、盐、黄土、漆、枳实等类，或晦暗不泽，或悴槁不荣，败色已呈，气于何有？故曰不欲，且曰死。由此观之，则色与气，不可须臾离也。然而外露者，不如内含，内含则气藏，外露则气泄。亦犹脉之弦、钩、毛、石，欲其微，不欲其甚。如《经》云：以缟裹者，正取五色之微见，方是五脏之外荣，否则过于彰露，与弦、钩、毛、石之独见而无胃气，名曰真脏者，何以异乎！

五色兼见面部诀

风则面青，燥则面枯，火则面赤，湿则面黄，寒则面黑，虚则面白。面黑阴寒，面赤阳热。青黑兼见，为风为寒为痛相值。黄白兼见，为虚为气，再者为湿。青白兼见，为虚为风为痛三者。

五色外见面部审虚实生死诀

赤色主病吉凶诀

《灵枢经》曰：诸阳之会，皆在于面，故面统属诸阳。

《中藏经》曰：胃热则面赤如醉人。

慎庵按：此乃足阳明胃经实热之证，方有此候。然有在经、在腑之分。外候再见身蒸热，汗大泄，口大渴，鼻燥唇干，齿无津液，脉必洪大而长，或浮缓，或浮洪而数，此在经热邪，当用白虎汤治之。若面热而赤甚，短气，腹满而喘，潮热，手足濈然汗出，兼见痞满燥实坚硬拒按之证，脉不浮而反沉实，或沉数，此热结在中，为阳明腑证，当下之，看热邪浅深，三承气汤选用可也。然胃中虚热，面亦发赤，第赤与热甚微，或隐或见，不若前经腑之实热，常赤不减，并无外证之可察为异耳，即外有身热亦微，不若前实证之炎歊也，脉浮濡而短弱，按之不鼓指，四君、六君选用治之。凡一切杂证虚热面赤，亦必用此消息之，自能无误。观面赤一证，有表里、虚实、戴阳、上下、寒热之不同，不可不细为深察而明辨也。

寒郁面赤

《金匮直解》云：心王南方，属火而色赤。赤而为热，人所易知。有寒郁而赤者，《经》云：太阳司天，寒淫所胜，民病面赤，治以热剂。

《伤寒论》云：设面色缘缘正赤者，阳气怫郁在表，不得越，当解之、熏之。若发汗不彻不足言，阳气怫郁不得越，当汗不汗，其人躁烦，不知痛处。

眉批：怫郁者，乃阳气蒸越于头面聚而不散，故缘缘而赤也。所谓缘缘者，有时不赤，有时忽赤，若有所因而愧赧之状也。

慎庵按：此乃感寒邪重，初郁在表，而先见面赤，按之必冷，以寒邪外束，卫阳亦郁，未能即热故也。久之从阳而化，身热面亦热矣。有如隆冬冲风而行，面如刀划，初入室时，按其而冷似冰，此即阳为寒郁之征也。稍定，阳和一转，面反发热，同一理也。当此际，须静候缓治，勿妄投剂。始郁面赤，身未热时，宜细审脉证，勿误作虚治。然亦不难辨也。虚证面赤，必久病方见，不若实证一起便见也。当以麻黄汤发之。若发汗不彻而躁烦，桂枝加葛根。

上热下寒，面赤而光；下热上寒，面赤而郁。晦滞也。

慎庵按：《医通》云：热发于上，阳中之阳邪也；热发于下，阴中之阳邪也。寒起于上，阳中之阴邪也；寒起于下，阴中之阴邪也。《脉经》云：阳乘阴者，腰以下至足热，腰以上寒，栀子豉汤吐以升之。

阴气上争，心腹满者死。阴乘阳者，腰以上至头热，腰以下寒，桂苓丸利以导之。阳气上争，得汗者生。若杂证上热下寒，既济汤；兼大便秘，既济解毒汤；火不归源，八味丸。上寒下热，五苓散送滋肾丸；虚阳下陷者，加减八味丸。

里寒外热，面赤戴阳。

陶节庵曰：有患身热，头疼全无，不烦便作燥闷，面赤，饮水不得入口。庸医不识，呼为热证，而用凉药，误死者多矣。殊不知元气虚弱，是无根虚火泛上，名曰戴阳证，以益元汤治之。益元汤中用黄连、知母，尚有可商。

慎庵按：有一等禀赋阴虚，兼之酒色过度，平居或遇微劳，或行走急速，或饮食过热，面即发赤戴阳。戴阳者，谓阳气戴于首面也。凡若此者，皆因根基浅露，肾气不固，阳易升上故也。一遇外感，身热头疼，恶风寒，面即发赭。治者不可大发其表，以致喘汗不休，变证蜂起，病必加甚，或致不瘳。当用黄芪建中汤加丹皮，或玉屏风散合桂枝汤、参苏饮等方，审证轻重选用。先哲有云：虚人感冒不任发散者，用补中益气汤，加羌活、防风，治之无误。予常用逍遥散以代之，累效。此辅正驱邪之正法，前人言养正邪自除，正指此等证候而言，未可概执此言，以泛治他证也。

再按：以上数方内，皆用芪、术，然宜生用，不必制炒。或问其义何居？曰：观诸家《本草》，芪、术皆云有汗能止，无汗能发。不知者，以为既能止，又何能发？殊不知生宣熟补，此用药之准则，又何疑焉？《经》云：辛甘发散为阳。二药味兼辛甘，生用亦能助阳升散，然终是甘胜于辛，其力缓。故前贤立方，于芪、术二味中，必配以升浮辛散风药一二品，由中达外，宣发卫阳，以解肤腠之虚邪。邪随药散，正亦无伤，岂不两得？若专用发表之剂，不顾元气之虚，邪气虽去，真气亦脱，虽竭力图救，亦难为力，可不戒慎！此专为虚人感冒当表者而言。若实证当表，自有三阳表证可察，随经用药解散，不必顾虑其虚，又未可与此例同日而语也。因论前方用药之义，故附见于此，并质宇内高贤。

《素问·刺热篇》曰：肝热病，左颊先赤。肺热病，右颊先赤。心热病者，颜先赤。脾热病者，鼻先赤。肾热病者，两颐先赤。

陈月坡曰：环目鼻而青，而两颊微红者，外畏寒内有热，筋骨酸疼也，肌肉之内，火邪抽掣而疼也。

又曰：炎暑令行，厚被盖卧，而微红汗出，口不渴者，虚寒为本，而热为假象也。

张路玉曰：赤属心，主三焦，深赤色坚，素禀多火也。赤而䐃坚，营血之充；微赤而鲜，气虚有火；赤而索泽，血虚火旺。赤为火炎之色，只虑津枯血竭，亦无虚寒之患。大抵火形之人，从未有肥盛多湿者，即有痰嗽，亦燥气耳。又曰：面赤多热，而有表里虚实之殊。午后面赤为阴火，两颧赤色如妆，为阴火亢极，虽愈必死。

《脉鉴》云：两颧时赤，虚火上炎，骨蒸劳瘵，鬼疰传尸，阴火炎颊，赤如桃花，名桃花疰。

此条劳瘵证中，方有此候，证在不治。

乔岳云：心经绝者，虚阳上发，面赤如脂，不久居也。

王叔和云：面赤如妆不久居，“脂”与“妆”同一训义，久病虚劳将坏之候，不治。与上戴阳证不同，戴阳面赤犹可治也。

《经》云：赤见两颧，大如拇指，病虽小愈，必将卒死。此指暴病者而言。

肺病见赤，心火刑金，证为难治。

准头、印堂有赤气，枯夭者死，明润者生。

赤而黄、赤而青，为相生则吉。赤而黑，为相克则凶。

补遗见《脉鉴》

颧上赤青唇带白，中风之疾恐难释。

赤虫游于目窠下，妇人产内定遭刑。孕妇目下赤色似虫形，必患产难。

年寿眼堂横绛气，须知疝气与肠疼。

兰台庭畔有红丝，定是遗精白浊人。

孕妇准头若发火，产中之厄必难逃。

妊娠沟洫常青色，双生之喜可预决。

青色主病吉凶诀

肝王东方，属木色青。风寒与痛，三者主病。

怒亦色青，惊色相同。青而黑者，青色兼红，相生则喜；青而枯白，相克则凶。如脾病见青色，为木来克土，难治。青为克贼之色，诸病皆忌单见，脾土部分，尤忌单见，其证必凶。

《脉经》曰：病人及健人，面忽如马肝色，望之如青，近之如黑者死。一曰肝肾绝也。

黄色主病吉凶诀

脾王中央，属土而色黄。黄为湿、为热、为虚，而有明暗之分。挟热则色鲜明，挟湿则色昏滞，女劳酒疸则色昏黑。

张路玉曰：黄属脾胃，若黄而肥盛，胃中有痰湿也；黄而枯癯，胃中有火也；黄而色淡，胃本虚也；黄而色暗，津液久耗也。其虚实寒热之机，又当以饮食便溺消息之。

张三锡曰：黄白无泽，脾肺气虚；淡黄，脾胃伤，四肢痿弱，腹胀。

准头、印堂、年寿，有黄气明润者，病退，及目睑黄，皆为欲愈。若黄而白，黄而红，相生则吉；若黄而青，相克则凶。长夏见黄则吉，若黄青则凶也。

《脉经》曰：病人面无精光若土色，不受饮食者，四日死。

陈月坡曰：面色黄者，此久病也。面黄唇白，病必虚泻，面黄唇红，脾之火也；面黄能食，病久内热；黄白而肿，食少虚极；天庭黄赤，上焦之热。

慎庵按：前人云：黄色枯燥而夭，其证必死。此专指杂症久病者而言。若伤寒、温热病愈后，因火热烁阴，燥火发黄，色亦枯涩，治以凉润，因而得愈者多矣，又未可遽断以为死也。

白色主病吉凶诀

肺王西方，属金而色白。白为虚为寒，有悲愁不乐，则色白；有脱血、夺气、脱津液，则色白。

张路玉曰：白而淖泽，肺胃之充也；肥白而按之绵软，气虚有痰也；白而消瘦，爪甲鲜赤，气虚有火也；白而夭然不泽，爪甲色淡，肺胃虚寒也；白而微青，或臂多青脉，气不能统血也。若兼爪甲色青，则为阴寒之证矣。白为气虚之象，纵有火色发热，皆为虚火，断无实热之理。

面白少神，手足冷者，虚泻胃弱。面色青白，寒胜兼虚，服药渐红，寒邪渐去，而变热也。面上白点，腹中虫积；如蟹爪路，一黄一白，食积何疑？面无血色，又无寒热，脉见沉弦，将必衄血。至若危候，太阳终者，其色亦白；少阳终者，其色青白。印堂年寿，白而光泽，见则为吉。白而兼黄，相生亦吉；白而兼赤，相克则凶也。

黑色主病吉凶诀

肾王北方，属水色黑。《经》云：肾病面黑如柴。究其主病，为寒为痛。恐惧与忧，色亦相同。外有水症，其色亦黑。胃病颜黑，肾非专责。瘦人多火，面色苍黑，勿泥寒也。冬月面惨，伤寒已至。紫浊时病，面色黑惨，带紫色者，邪气方甚，寒多热少，夜不寐也。面色黑滞，惊怕不寐，邪气为害，内服药剂，外可镇也。上证如斯，亦有火壅，亦挟虚者，合脉与证，细为详别。面色黑滞，服药渐光，病邪已退，将欲愈也。危恶之候，亦须明白。少阴终者，其面必黑；太阴终者，皮毛及面，亦皆焦黑。黑色出庭，大如拇指，不病卒死。病人黑色，出于天中，下至年上，并及颧上，见则主死。《脉经》有云：病人首部，耳目鼻口，有黑气起，入于口者，为入门户，其病主死。准头、年寿、印堂三处，黑色枯夭，其病主死。心病见黑，亦主死也。大抵黑色见面多凶，凶则主死；黄色见面，多吉不死。

戴同甫曰：按明堂察色，入门户为凶。所谓门户者，阙庭，肺门户；目，肝门户；耳，肾门户；口，心脾门户。若有气色入者，皆死。白色见冲眉上，肺有病，入阙庭，夏死；黄色见鼻上，脾有病，入口者，春夏死；青色见人中，肝有病，入目者，秋死；黑色见颧上者，肾有病，入耳者，六日死；赤色见颐者，心有病，入口者，冬死。盖五脏五色，各入本脏门户，至被克之时，为死期之日也。

《脉经》云：病人卒肿，其面苍黑者死。

张路玉曰：苍黑属肝与肾。苍而理粗，筋骨劳勚也，苍而枯槁，营血之涸也；黑而肥泽，骨髓之充也；黑而瘦削，阴火内戕也。苍黑为下焦气旺，虽犯客寒，亦必蕴为邪热，绝无虚寒之候也。

邹丹源曰：凡人病见青黑诸色者，多凶，惟黄为吉。王注云：黄为胃气，故面黄者不死，然亦必黄而有神，乃可。若久病枯黄，宁有生乎？

面目五色杂见生死诀

面黄目青，面黄目赤，面黄目白，面黄目黑，皆不死也。凡此色脉之不死者，皆兼面黄，盖五行于土为本，而胃气之犹在也，故生。

面青目赤，面赤目白，面青目黑，面黑目白，面赤目青，皆死也。此脉色之皆死也，以无黄色。若无黄色，则胃气已竭，故死。

《脉经》云：病人面青目黄，五日死。又云：病人面黄目青者，九日死，是为乱经。饮酒当风，邪入肾经，胆气泄，目则为青，虽有天救，不可复生。

喻嘉言曰：《内经》举面目为望色之要，盖以为中央土色。病人面目显黄色，而不受他色所侵者，则吉；面目无黄色，而惟受他色所侵者，则凶。虽目色之黄，湿深热炽，要未可论于死生之际也。

慎庵按：《脉经》二条，与经文相左，岂经文专指暴病者言？抑《脉经》责在久病，土败木贼之征，故主死耶？

妇人女子活法全在望形察色论

张路玉曰：妇女深居闺阁，密护屏帏，不能望见颜色，但须验其手腕之色泽、苍白肥瘠，已见一班。至若肌之滑涩、理之疏密、肉之坚软、筋之粗细、骨之大小、爪之刚柔、指之肥瘦、掌之厚薄、尺之寒热，及乎动静之安危，气息之微盛，更合之以脉，参之以证，则血气之虚实，情性之刚柔，形体之劳逸，服食之精粗，病苦之顺逆，皆了然心目矣。

又曰：肌以征津液之盛衰，理以征营卫之强弱，肉以征胃气之虚实，筋以征肝血之充馁，骨以征肾之勇怯，爪以征胆液之淳清，指以征经气之荣枯，掌以征脏气之丰歉，尺以征表里之阴阳。

《脉鉴》云：色与脉，犹须分别生克。色脉相克者凶，色脉相生者吉。然犹有要焉，色克脉者，其死速；脉克色者，其死迟；色生脉者，其愈速；脉生色者，其愈迟。

察目部

《五法》云：目者，至阴也。五脏精华之所系，热则昏暗，水足则明察秋毫。如常而了然者，邪未传里也；若赤若黄，邪已入里矣；若昏暗不明，邪热乃在里烧灼，肾水枯涸，故目无精华，不能朗照，急用大承气汤下之。盖寒则目清，未有寒甚而目不见者也，是以曰“急下”。凡开目欲见人者，阳证也，闭目不欲见人者，阴证也，目瞑者，将衄血也。《经》云：阳气盛则瞋目，阴气盛则瞑目也。白睛黄者，将发黄也；至于目反上视，瞪目直视，及眼胞忽然陷下者，为五脏已绝之证，不治。

慎庵按：《内经》云：目内陷者死。乔岳曰：肺主眼胞，肺绝则眼胞陷。总之，五脏六腑之精气，皆上注于目，而为之精。目陷，为五脏六腑之精气皆脱，又何必专指于肺耶？

再按：闭目不欲见人为阴，然阳明热甚，热邪壅闭，及目赤肿痛羞明，皆闭目不欲见人，是又不可以闭目为阴也。《经》云：阳明是动，病至则恶人与火，欲独闭户牖而处是也。予尝阅历，二者皆应，临诊之际，必审察脉症，详辨虚实，庶无遁情，故不拘伤寒杂症，凡见直视、上视、斜视、眼如盲、眼小、目瞪等候，皆系五脏内败，阴阳绝竭，而征于外者，必死，不可轻许以治也。

凡目赤痛，必多羞明，此亦有二：热壅则恶热，明光能助邪热，故见明则躁也；血虚胆汁少，则不能运精华以敌阳光，故见明则怯也。

目不红不肿，但沙涩昏痛，乃气分隐伏之火，脾肺络有湿热，秋时多有此患，俗谓之“稻芒赤目”，亦曰“赤眼”。通用桑白皮散、玄参丸、泻肺汤、大黄丸。

《灵枢》曰：诊目痛，赤脉从上下者，太阳病；从下上者，阳明病；从外走内者，少阳病。诊，视也。赤脉，赤筋也。

乔岳曰：肝绝，则目涩欲睡。

张子和曰：目不因火则不病。白轮变赤，火乘肺也；肉轮赤肿，火乘脾也；黑水神光被翳，火乘肝与肾也；赤脉贯目，火自甚也。

又曰：圣人虽言目得血而能视，然血亦有太过不及也。太过，则脉壅塞而发痛；不及，则目耗竭而失明。

《脉经》云：病人肝绝，八日死。何以知之？面青但欲伏眠，目视而不见人，泣出如水不止。

王海藏曰：目能远视，责其有火；不能近视，责其无水。法当补肾，地黄、天冬、山萸。能近视，责其有水，不能远视，责其无火。法当补心，人参、茯神、远志。

又能晓视，不能晚视，日出则明，日入则暗，俗名鸡盲，此元阳不足而胃气不升也，宜大补而升举其阳。旧方只用地肤、苍术之属，恐无益也。

凡无故而忽有此三病者，多丧明，不可轻也。

目病有恶毒者，为瘀血贯眼，初起不过赤肿，渐则紫胀，白珠皆变成血，黑珠深陷而隐小，此必于初起时，急针内脾、迎香、上星、太阳诸穴，以开导之；内服宣明丸、分珠丸、通血丸，迟必失明矣。

又有瞳神内，不见黑莹，但见一点鲜红或紫浊者，此为血贯瞳神，不但目不可治，恐其人亦不久也；又有白轮自平，而青轮忽泛起突出者，此木邪郁滞，随火胀起也，泻火必先伐木。

又有白轮连黑珠一齐突出者，或凝定不动，或渐出脱落，此风毒也，急于迎香、上星等处针之，失治必死。然予亦见有两目俱脱而不死者。

目有无故忽失明，此为气脱，非佳兆也。大剂参、芪主之。然《难经》云：脱阳者见鬼，脱阴者目盲，是又未可专恃参、芪也。然又有不同者，丹溪治一男子，忽目盲，其脉涩，谓有死血在胃，因数饮热酒故也，以苏木煎汤，调人参膏饮之，二日，鼻内、两手掌皆紫黑，此滞血行也。以四物加苏木、桃仁、红花、陈皮煎，调人参末，数服愈。

又一男子，忽目盲不见物，脉缓大，四至之上，重按则散而无力，此为受湿。用白术为君，黄芪、茯苓、陈皮为臣，稍佐以附子，十余剂愈。人能察其脉而辨其因，斯上工矣。

《汇辨》云：目赤色者，其病在心，色淡红者，心经虚热；白，病在肺；青，病在肝；黄，病在脾；

黑，病在肾。黄而难名，病在胸中；白睛黄淡，脾伤泄痢；黄而且浊，或如烟熏，湿甚黄疸；黄如橘明，则为热多；黄兼青紫，脉来必芤，血瘀胸中。眼黑颊赤，乃系热痰，眼胞上下，有如烟煤，亦为痰病；眼黑步艰，呻吟不已，痰已入骨，遍体酸疼；眼黑面黄，四肢痿痹，聚沫风痰，随在皆有。目黄大烦，脉大病进；目黄心烦，脉和病愈。目睛晕黄，衄则未止；目睛黄者，酒疸已成。故先哲云：目睛黄，非疸即衄，目黄而头汗，将欲发黄。黄白及面，眼胞上下，皆觉肿者，指为谷疸，心下必胀。明堂眼下，青色多欲，精神劳伤，不尔未睡，目无精光，齿黑者，瘰疬。血脉贯瞳者，凶。一脉一岁，死期已终。目间青脉，胆滞掣痛。瞳子高大，太阳不足。病人面目，俱等无疴，眼下青色，伤寒挟阴，目正圆者，太阳经绝，痓病不治。色青为痛，色黑为劳，色赤为风，色黄溺难，鲜明留饮。鲜明者，俗名水汪汪也，俱指白珠。目睛皆钝，不能了了，鼻呼不出，吸而不入，气促而冷，则为阴病；目睛了了，呼吸出入，能往能来，息长而热，则为阳病。

《素问·评热论》云：诸有水气者，微肿先见于目下也。

《灵枢·水胀》篇云：水始起也，目窠上微肿，如新卧起之状。

《素问·平人气象论》曰：颈脉动，喘疾咳，曰水；目内微肿，如卧蚕起之状，曰水。目窠，目之下胞。

《脉鉴》云：青若针横于目下，青色如针，赤连耳目死须知，目下五色筋疾现，魂归冥府不差移。

《玄珠》曰：上下睑肿者，脾气热也。一曰：脾之候在睑，睑动则知脾能消化也。脾病，则睑涩嗜卧矣。又曰：脾虚则睑肿。朱丹溪曰：阳明经有风热，则为烂眼眶。睑，音检，俗呼为眼胞，又名眼眶。霍乱大吐泻后，目陷，上下两睑，青如磕伤，此土败木贼，不治。

察鼻部

《五法》云：若伤寒鼻孔干燥者，乃邪热入于阳明肌肉之中，久之，必将衄血也。鼻孔干燥，黑如烟煤者，阳毒热深也。鼻孔出冷气，滑而黑者，阴毒冷极也。鼻息鼾睡者，风温也。鼻塞浊涕者，风热也。若病中见鼻煽张，为肺绝不治。一云：鼻孔扇张为肺风。

慎庵按：鼻扇有虚实新久之分，不可概为肺绝也。若初病即鼻扇，多有邪热风火。壅塞肺气使然，实热居多；若久病鼻扇喘汗，是为肺绝，不治。

《经络全书》云：其在小儿，面部谓之明堂。《灵枢经》曰：脉见于气口，色见于明堂。明堂者，鼻也。明堂广大者寿，小者殆，况加疾哉？

按：此语即相家贵隆准之说，然须视其面部何如耳。尝见明堂虽小，与面部相称者，寿可八十，不可执一论也。

病人鼻头明，山根亮，目眦黄，起色。

鼻头微黑，为有水气。色见黄者，胸上有寒；色白亡血；微赤非时，见之者死。鼻头色黄，小便必难。鼻头黄者，又主胸中有寒，寒则水谷不进，故主小便难也。余处无恙，鼻尖青黄，其人必淋；鼻青腹痛，舌冷者死。鼻孔忽仰，可决短期。鼻色枯槁，死亡将及；鼻冷连颐，十无一生。鼻者属土，而为肺气之所出入，肺胃之神机已绝，故枯槁而冷，安能活乎？

乔岳曰：肺绝则无涕，鼻孔黑燥，肝逆乘之而色青。鼻塞涕流清者，邪未解也。痰清涕清，寒未去也。痰胶鼻塞，火之来也。

喻嘉言曰：仲景出精微一法，其要在中央鼻准，毋亦以鼻准，在天为镇星，在地为中岳，木、金、水、火，四脏病气，必归于中土耶。其谓鼻头色青，腹中痛，苦冷者死。此一语，独刊千古。盖厥阴肝木之青色，挟肾水之寒威，上征于鼻，下征于腹，是为暴病，顷之，亡阳而死矣。谓设微赤非时者死，火之色归于土，何遽主死？然非其时而有其气，则火非生土之火，乃克金之火，又主脏燥而死矣。

察唇部

赤肿为热，青黑为阴寒，鲜红为阴虚火旺，淡白为气虚。

《五法》云：唇者，肌肉之本，脾之华也。故视其唇之色泽，可以知病之浅深。干而焦者，为在肌肉；焦而红者吉，焦而黑者凶；唇口俱赤肿者，肌肉热甚也；唇口俱青黑者，冷极也。

《灵枢》曰：脾者，主为卫使之迎粮，视唇舌好恶，以知吉凶。故唇上下好者，脾端正；唇偏举者，脾偏倾；揭唇者，脾高；唇下纵者，脾下；唇坚者，脾坚；唇大而不坚者，脾脆。脾病者，唇黄；脾绝者，唇白而肿。

又曰：唇舌者，肌肉之本。足太阴气绝，则脉不荣；脉不荣，则肌肉软；肌肉软，则舌萎、人中满；人中满，则唇反；唇反者，肉先死。甲笃乙死，木胜土也。

又曰：足阳明所生病者，口㖞唇疹。

又曰：阳明气至，则啮唇。

《中藏经》曰：胃中热，则唇黑。唇色紫者，胃气虚寒也。

《玄珠》曰：上下唇皆赤者，心热也。上唇赤下唇白者，肾虚而心火不降也。

钱仲阳曰：肺主唇白，白而泽者吉，白如枯骨者死。唇白当补脾肺，盖脾者，肺之母也，母子皆虚，不能相荣，是名曰怯，故当补。若深红色，则当散肺虚热。

《脉鉴》云：久病唇红定难疗。

《脉经》曰：病人唇肿齿焦者死。

又曰：病人唇青，人中反，三日死。

《鉴》云：唇青体冷及遗尿，背向饮食四日死。

察口部

《五法》云：口燥咽干者，肾热也。口噤难言者，风痓也。若病重，见唇口卷，环口黧黑，口张气直，或如鱼口，不能复闭。若头摇不止，气出不返者，皆不治也。

《中藏经》曰：小肠实则热，热则口疮。

《素问》曰：膀胱移热于小肠，膈肠不便，上为口糜。口生疮而糜烂也。凡病唇口疮者，邪之出也；凡疟久，环口生疮者，邪将解而火邪外散也。

《脉鉴》云：五色口边绕巡死，恶候相侵命必亡，产母口边有白色，近期七五日中间。又云：口角白干，病将至。

察耳部

《经》云：耳间青脉起者，掣痛。

《五法》云：耳者，肾之窍也。察耳之好恶，知肾之强弱。肾为人之根本，肾绝者，未有不死者也。故耳轮红润者生；或黄，或白，或黑，或青，而枯者死；薄而白，薄而黑，或焦如炭色者，皆为肾败，肾败者，必死也。若耳聋，若耳中痛，皆属少阳，此邪正在半表半里，当和解之。若耳聋舌卷唇青，此属足厥阴，为难治也。

《脉鉴》云：命门耳之下垂枯黑骨中热，白肺黄脾紫肾殃。

卷之二

望诊

察舌部

《五法》云：舌者，心之窍也。脏腑有病，必见之于舌。若津液如常，此邪在表，而未传里也。见白苔而滑者，邪在半表半里之间，未深入乎腑也。见黄苔而干燥者，胃腑热甚而熏灼也，当下之。见舌上黑刺裂破，及津液枯涸而干燥者，邪热已极，病势危甚，乃肾水克心也，急大下之，十可一生。至于舌上青黑，以手摸之，无芒刺而津润者，此直中寒证也，急投干姜、附子。误以为热，必危殆矣。是舌黑者，又不可概以热论也。

眉批：邹氏曰：凡伤寒五六日已外，舌上无苔，即宜于杂症求之，不可峻攻而大下。慎庵按：伤寒五六日已外，正邪热传里，阳明热甚之时，而舌上津润无苔，则里热邪热可知矣。在外之热恐是里阳浮露，格阳于外之假热，故当求责。若不审察其虚实而浪施药剂，岂不速毙其人，学人深识毋忽。

白苔舌

《舌鉴》云：伤寒，邪在皮毛。初则舌有白沫，次则白涎、白滑，再次白屑、白疱，有舌中、舌尖、舌根之不同，是寒邪入经之微甚也。舌乃心之苗，心属南方火，当赤色，今反见白色者，是火不制金也。初则寒郁皮肤，毛窍不得疏通，热气不得外泄，故恶寒发热。在太阳经，则头痛身热，项背强，腰脊疼等症。传至阳明经，则有白屑满舌，虽证有烦躁，如脉浮紧者，犹当汗之。在少阳经者，则白苔白滑，以小柴胡汤和之；胃虚者，理中汤温之；如白色少变黄者，大柴胡，大、小承气，分轻重下之。白舌亦有死证，不可忽视也。

《正义》云：舌见白苔而滑者，此太阳少阳并病，如太阳未罢，可冲和汤，或香苏散、或桂枝汤；有懊憹者，栀子豉汤。

舌见白苔而干厚者，此太阳热病，过服寒药，或误饮冷水，抑遏其热而致也，先以姜、桂彻其寒，而后以香苏散汗之。

舌见白苔而中微黄者，此太阳阳明合病也，如太阳未罢，双解散；如太阳已罢，选承气下之。

舌见白苔而外微黄者，必作泻，宜解毒汤；恶寒者，五苓散。

舌见白苔而尖微有刺者，此少阳阳明也，表未罢者，柴葛汤；表已罢者，选承气下之。津润者生，干枯者死。

舌见白苔而满黑刺者，此三阳合病也，里未实，柴葛汤加黄连；里已具，承气汤。津润者生，干枯者死。

舌见白苔而中有黑点者，此少阳阳明也。有表者，凉膈散合小柴胡汤；里已具，调胃承气汤；身有斑者，从斑治，化斑汤。

舌见白苔俱成细圈子者，曾见冬月伤寒呕恶，误服白虎汤，脉伏。舌苔成圈如白豹纹，用正气散，加肉桂、丁香、炮姜，数服愈。

舌无白苔而冷滑，外证厥冷者，少阴也，四逆汤，或理中汤。

舌见白苔而腻滑者，痰也，二陈汤主之。

舌上白苔在左者，阳明也，人参白虎汤主之。

舌上白苔在右者，少阳也，小柴胡汤主之。

《舌鉴》云：白苔见于一边，无论左右，皆属半表半里，并宜小柴胡汤，左加葛根，右加茯苓。有咳嗽引胁下痛，而见此舌，小青龙汤；夏月多汗，自利，人参白虎。

《正义》云：舌上白苔，或左或右，而余见黄黑，外症下利，痛引小腹者，脏结也。热盛者，桂枝大黄汤下之；无热，真武汤，十救二三。

舌上白苔在尖者，少阳也，小柴胡汤主之。

舌苔根白而尖红者，太阳少阳并病也，小柴胡加升麻。

舌白无苔而明淡，外证热者，胃虚也，补中益气汤主之。凡言苔者，有垢上浮是也，若无苔垢而色变，则为虚也。

慎庵按：《舌鉴》云：年高胃弱，虽有风寒，不能变热，或多服汤药，伤其胃气，所以淡白通明，似苔非苔也，宜补中益气汤加减治之。然于予观之，不止是也。此等舌，俗名“镜面舌”，多见于老弱久病之人，是津液枯竭之候，五液皆主于肾，尝用大剂生脉合六味治之，因而得生者多矣。

舌见白苔如煮熟之色，厚厚裹舌者，则饮冷之过也。脉不出者死，四逆汤救之。

《舌鉴》云：此心气绝而肺色乘于上也，始因食瓜果冰水等物，阳气不得发越所致，为必死候，用枳实理中，间有生者。

《舌鉴》云：白苔如积粉，此舌乃瘟疫初犯膜原也，达原饮。见三阳表证，随经加柴胡、葛根、羌活；见里证，加大黄。

白苔尖根俱黑，乃金水太过，火土气绝于内，虽无凶证，亦必死也。

白苔中见黑色两条，乃太阳、少阳之邪入于胃，因土气衰绝，故手足厥冷，胸中结痛也，理中汤、泻心汤选用。如邪结在舌根，咽嗌不能言者，死证也。

白苔中见灰色两条，乃夹冷食舌也，七八日后，见此舌而有津者，可治，理中、四逆选用；无津者，不治。如干厚见里证者，下之，得泻后，次日灰色去者安。

黄苔舌

《舌鉴》云：黄苔者，里证也。伤寒初病无此舌，传至少阳经，亦无此舌，直至阳明腑实，胃中火盛，火乘土位，故有此苔，当分轻重泻之。初则微黄，次则深黄，有火，甚则干黄、焦黄也。其症有大热、大渴、便闭、谵语、痞结、自利，或因失汗发黄，或蓄血如狂，皆湿热太甚，小便不利所致。若目白如金，身黄如橘，宜茵陈蒿汤、五苓散、栀子柏皮汤等。如蓄血在上焦，犀角地黄汤；中焦，桃仁承气汤；下焦，代抵当汤；凡血证见血则愈，切不可与冷水，饮之必死。大抵舌黄，症虽重，若脉长者，中土有气也，下之则安；如脉弦下利，舌苔黄中有黑色者，皆危证也。

《正义》云：舌苔淡黄者，此表邪将罢而入里也，双解散主之；表未罢者，小柴胡汤合天水散；表已罢，大柴胡汤下之。

舌中心见黄苔者，此太阳阳明也，必作烦渴、呕吐之症。兼有表者，五苓合益元；表证已罢，调胃承气汤下之。

舌见黄苔而滑者，此身已发黄，茵陈栀子汤、茵陈五苓散。

舌见黄苔而涩者，此必初白苔而变黄，正阳阳明也，大承气汤下之。下后黄不退者死；身有黄者，茵陈大黄汤。

舌上黄苔在尖者，此太阳阳明也。表未罢者，双解散；表已罢者，调胃承气汤。其根红者为太阳，其根白者为少阳，其根黑者死候也。

舌上黄苔在根者，此邪传太阳也。身有黄者，茵陈大黄汤；身无黄者，凉膈散加硝黄；其尖白者，桂枝大黄汤；小便涩者，五苓加六一及木通，姜汁服。

又曰：根黄尖白，表少里多，宜天水一凉膈二合服之；脉弦者，防风通圣散。

舌黄而上有膈瓣，邪毒深矣，急下之。或发黄，或结胸，或痞气，或蓄血，俱有之，各随证下之。

舌上黄苔，双垂夹见者，正阳阳明也，大承气汤。

舌见黄苔而中有斑者，此身有斑也，化斑汤合解毒汤；无斑者，大承气汤主之；若见小黑点，是邪将入脏也，调胃承气汤下之，次进和解散，十救四五也。

舌见黄苔而中有刺者，此死候也。止宜调胃承气汤，二三下之。

慎庵曰：予阅历尝见有姜黄色舌苔，及淡松花色苔，皆津润而冷，是皆阳衰土败之征，必不可治。是又古人所未及言者，故补而录之。

黑苔舌

《舌鉴》云：舌见黑苔，最为危候。表证皆无此舌，如两感一二日间见之，必死。若白苔上中心渐渐黑者，是伤寒邪热传里之候；红舌上渐渐黑者，乃瘟疫传变，坏证将至也。盖舌色本赤，今见黑者，乃水来克火，水极似火，火过炭黑之理。然有纯黑、有黑晕、有刺、有膈瓣、有瓣底红、瓣底黑者，大抵尖黑犹轻，根黑最重，如全黑者，总神丹亦难疗也。

《准绳》云：纯黑之舌，有火极似水者，凉膈散；有水来克火者，附子理中汤。此虽死候，然有附子理中而愈者二人，不可便谓百无一生而弃之也。余谓黑而涩，凉膈；黑而滑，附子理中，亦死中求活之法。或问，火极而黑，何不用大承气汤？曰：病势已极，急攻必死，故反用凉膈，待阴稍生，阳稍缓，乃可攻也。

舌黑而满刺者，死候也，不治。

舌黑而中烂者，死候也，不治。《正义》

舌根起黑苔者，此死候也，咽不结，可治，宜大承气汤。

《舌鉴》云：凡瓣底黑者，不可用药，虽无恶候，脉亦暴绝，必死不治。

刺底黑者，言刮去芒刺，底下肉色俱黑也。凡见此舌，不必辨其何经何脉，虽无恶候，必死勿治。

舌黑烂而频欲啮，必烂至根而死，虽无恶候、怪脉，切勿用药。

满舌黑苔，干燥而生大刺，揉之触手而响，掘开刺底，红色者，心神尚在，虽火过极，下之可生。有肥盛多湿热人，感冒发热，痞胀闷乱，一见此舌，急用大陷胸丸，攻下后，以小陷胸汤调理。

舌见中黑，边白而滑，表里俱虚寒也。脉必微弱，症必畏寒，附子理中汤温之。夏月过食生冷，而见此舌，则大顺、冷香二汤选用。

两感一二日间，便见中黑边白厚苔者，虽用大羌活汤，恐无济矣。《正义》云：五六日见之，大柴胡缓下之。

黄苔久而变黑，实热亢极之候，又未经服药，肆意饮食，而见脉伏，目闭口开，独语谵妄，医遇此证，必掘开舌苔视瓣底，红者，可用大承气汤下之。

舌边围黑，中有红晕者，乃邪热入于心包之候，故有此色，宜凉膈合大承气汤下之。

舌苔中心黑厚而干，为热盛津枯之候，急用生脉散合黄连解毒汤以解之，此名“中焙舌”。

慎庵按：此舌宜用甘露饮加人参、黄连为妥，或生料人参固本丸，加牛膝、元参、知母、地骨皮。

舌中黑，无苔而燥，津液受伤，而虚火用事也，急宜生脉散合附子理中主之。

伤寒八九日，过汗，津枯血燥，舌无苔而黑瘦，大便五六日不行，腹不硬满，神昏不得卧，或时呢喃叹息者，炙甘草汤。

舌至干黑而短，厥阴而热极已深，或食填中脘，膜胀所致，用大剂大承气汤下之，可救十中一二。服后粪黄热退则生，粪黑热不止者死。

舌黑有津，边红，证见谵语者，必表证时不曾服药，不戒饮食，冷物结滞于胃也。虚人黄龙汤，或枳实理中加大黄；壮实者用备急丸，热下之。夏月中暍，多有此舌，以人参白虎汤主之。

慎庵按：此等舌，有大虚之候，宜合脉症，审慎而施也。

《正义》云：舌中心起黑苔者，此阳明瘟也，以大承气急下之。津滑者生，干涩者死。未伤饮食，可治；脉沉微者，难治；若黑色浅淡，尚有表证，双解散加解毒汤。

舌尖起黑苔者，此少阴瘟也，凉膈散、大柴胡选用；无下证者，竹叶石膏汤。

舌尖白二分，根黑一分，身痛恶寒，曾饮水者，五苓散；自汗渴者，白虎汤；下利者，解毒汤。

舌苔黑晕二重，而中心红者，阳明传厥阴，热入心包也，大承气下之。

舌黑晕二条，而中灰色，乃热传少阴，解毒汤加大黄。

舌无苔而中心淡黑，冷而滑者，少阴寒证也，四逆汤。

凡见黑舌，须问曾食酸物及甜咸物否。能染成黑色，非因病而生也，然润而不燥，刮之即退为异耳。此等舌，惟虚证津润能染，若内有实热，舌即生苔而燥，又何能染及耶？若欲验视舌苔燥润，临诊必先禁饮汤水，饮后恐难辨耳。

产后辨舌者，以心主血也。《经》云：少阴气绝，则血不行。故紫黑者，为血先死也。凡舌起苔，须刮去，用薄荷汁或薤汁拭之，再用生姜切平擦之，拭之即净而不复生吉；拭之不去，即去而复生者，必凶也。慎庵按：黑舌苔，须分燥润，及刮之坚松，以定虚实为要法。

《正义》云：凡伤寒五六日以外，舌上无苔，即宜于杂病求之。不可峻攻而大下之。

视舌色虽有成见，亦必细察兼证及脉之虚实，不尔，恐有毫厘千里之谬。

慎庵按：黑苔舌有水竭津枯一候，不宜凉药，宜重用壮水之剂。世多习而不察，率投苦寒，遗人大殃。殊不知脉虚数或微细，胸腹无胀满，口多错语，舌虽焦黑干枯，肿而生刺，乃真水衰竭，水不制火使然，大禁凉剂，惟以大剂生料六味地黄汤饮之。虚寒者，苔黑而松，加桂、附、五味子，则焦黑刺肿，涣若冰释，此皆予所屡见，用前法屡效，亲信无疑，故敢附笔于此。后之学者，慎之毋忽。

灰色舌

《正义》云：灰色即黑苔之轻者也，与黑同治，兼有表者，双解散；下利者，解毒汤；内实者，承气汤。但少阴寒证，亦见灰色，见在一二日者，无苔而冷滑是也，四逆汤主之；下利者，理中汤。

《舌鉴》云：灰色舌，有阴阳之异。若直中阴经者，则即时舌便灰黑而无积苔。若热传三阴，必四五日表证罢而苔变灰黑也，有在根、在尖、在中者，有浑舌俱灰黑者，大抵传经热证，则有灰黑干苔，皆当攻下泄热。若直中三阴之灰黑无苔者，即当温经散寒。又有蓄血证，其人如狂，或瞑目谵语，亦有不狂不语，不知人事，面黑舌灰者，当分轻重以攻其血，切勿误与冷水，引领败血入心，而致不救也。

舌纯灰色无苔者，直中三阴而夹冷食也。脉必沉细而迟，不渴不烦者，附子理中、四逆汤救之，次日舌变灰，中有微黄色者生，如渐渐灰缩干黑者死。

灰色见于中央而消渴，气上冲心，饥不欲食，食即吐蛔者，此热传厥阴之候，乌梅丸主之。

土邪胜水，而舌见灰黑纹裂，凉膈调胃，皆

可下之，十中可救二三。下后渴不止，热不退者，不治。

舌根灰色而中红尖黄，乃肠胃燥热之证。若大渴，谵语，五六日不大便，转矢气者，下之；如温病，热病，恶寒，脉浮者，凉膈、双解选用。

舌见灰黑色重晕，此瘟病热毒传三阴也。毒传内一次，舌即灰晕一层，毒盛故有重晕。最危之候。急宜凉膈、双解、解毒、承气下之。一晕尚轻，二晕为重，三晕必死，亦有横纹二三层者，与此重晕不殊。灰黑舌中，又有干刺，而见咽干口燥喘满，乃邪热结于少阴，当下之，然必待其转矢气者，方可下。若下之早，令人小便难。

已经汗解，而见舌尖灰黑，有宿食未消，或又伤饮食，邪热复之故，调胃承气汤下之。

舌尖灰黑，有刺而干，是得病后，犹加饮食之故，虽症见耳聋，胁痛，发热，口苦，不得用小柴胡，必大柴胡，或调胃承气加消导药，方可取效。

淡淡灰色，中间有滑苔四五点，如墨汁，此热邪传里，而有宿食未化也，大柴胡汤。

舌灰色而根黄，乃热传厥阴，而胃中复有停滞也。伤寒六七日，不利，便发热而利，汗出不止者死，正气脱也。

舌边灰黑而中淡紫，时时自啮舌尖为爽，乃少阴气逆上，非药可活。

红色舌

《正义》云：凡黄黑白者俱有苔，红紫但有色而无苔也。舌见纯红者，此瘟疫将深之象也，谓之“将瘟舌”。用透顶清神散，吹鼻中取嚏，嚏即散义也。

舌中心见红者，此太阳证也，羌活汤汗之；有汗者，小柴胡加减。

舌尖倍红者，此太阳证也，羌活汤汗之；无表证者，五苓散。

舌红而中见紫斑者，将发斑也，玄参升麻汤；斑已见，化斑汤。舌淡红而中见红赤点者，将发黄也，茵陈五苓散。

舌红而尖起紫疱者，此心经热毒也，黄连泻心汤或解毒汤，加玄参、薄荷，兼服天水散。无尺脉者，不治；战栗者，亦不治。

舌红而碎裂如人字纹者，此阳明传热于少阴心也，凉膈散主之；内实者，承气汤。

舌淡红而碎裂如川字纹者，外症神昏，自利，用导赤散加黄连，再用生脉散，加黄连、枣仁。

舌红而有刺者，此内有停积饮食也，承气汤下之。刮其刺，得净者生，不净者死。

舌红而内有黑纹数条者，乃阴毒结于肝经。肝主筋，故舌见如筋丝也。用理中合四逆汤温之，再参外证与脉施治。

舌红者，而有重舌，或左或右者，此毒入心包也，须刺之，出其恶血，服黄连泻心汤，表未解者，防风通圣散，更以冰片点之。

舌红而胀大满口者，此少阴阳明俱有热毒也，急刺之，去其恶血，以绿袍散吹之，须加冰片，服泻心汤。

舌红而出血如衄，此热伤心包也，犀角地黄汤或四生丸。慎庵按：此证，犀角地黄合四生，再加川黄连、生蒲黄，更效捷。

舌红而硬强失音者，死候也。有痰者，胆星、橘、半等主之；内实者，可下之。尝论伤寒不语，属下证多；杂证不语，同中风治，用黄芪防风汤或人参汤加竹沥，大抵多从痰治也。

舌红而碎烂如虫蚀者，少阴瘟毒也，小承气汤二三下可愈。

舌红而吐弄者，此热在心脾也，安神汤主之。

舌红而痿软不能言者，此心脾虚极，或有痰也，死，不治。多加人参，可治。

舌红而战动难言者，此心脾虚也，汗多亡阳者有之，多加人参，可救。

舌红而干瘪者，虽能言，无恶候，亦必死，生脉散加减救之。

紫色舌

《正义》云：舌见纯紫色者，此酒毒也，有表者，升麻葛根汤。

舌见紫斑者，此酒毒也，身有斑者，黄连化斑汤，加葛根、青黛。

舌紫且肿厚者，此酒毒，而又饮冷，壅遏其热也。外证烦躁，四逆，先进以理中丸，彻其在上之寒，次以承气汤下之，微有脉者，可治。

舌紫而中心带白者，酒毒在太阳也，有表者，葛根升麻汤。

舌紫而中心带黄者，酒毒在少阳也，柴葛汤主之。黄苔厚者，已入阳明也，加大黄下之。

舌紫而中心带赤者，酒毒在阳明也，柴葛加大黄、芒硝。

舌淡红而中见紫黑筋数道者，此厥阴真寒证也，外见四逆者，四逆汤救之。脉沉面黑者，不治。

蓝色舌

舌见蓝色者，肺气已绝，肝木独盛，来侵土位也。微蓝者，肺气犹在，可生；深蓝者，必死。宜大补肺脾，而制肝木也。

《舌鉴》云：若稍见蓝纹，犹可用温胃健脾、调肝益肺之药治之。如纯蓝色者，虽无他证，必死。

霉酱色舌

《舌鉴》云：霉酱色苔者，乃黄兼黑色，为土邪传水，症必唇口干燥，大渴，虽用下夺，鲜有得愈者。

《正义》云：舌生厚苔者，而如霉色者，此夹食伤寒也。色淡者生，色浓者死。下之得通者生，不得通者死。

妊娠伤寒观面色舌色法

《正义》云：凡妊娠伤寒，必先固其胎，胎安病乃安。既察其脉，还审其色。面以候母，舌以候子，色泽则安，色败则死。《脉诀》云：面赤舌青细寻看，母活子死定应难。唇舌俱青沫又出，母子俱死总教拚。面青舌赤沫出频，母死子活定知真。申氏曰：亦有面舌俱白而死者，其色不泽，其症多恶也。

妊娠伤寒，舌色太赤，胎虽不死，须防其堕，急宜清热安胎，外用井底泥敷脐下。勿以舌赤胎伤而忽之也。

如舌苔太重而黄焦，里证全具而宜下，以四物汤合大柴胡汤下之，或以小承气汤合四物，加木香、砂仁可也。芒硝在所必忌。

如真寒证，面白舌白而宜温，则四物合炮姜、桂枝、木香、砂仁、人参、白术自可，取姜汁入酒饮之亦可，但附子在所必忌。

慎庵按：观舌为外诊要务，以其能辨虚实，别死生也。今见集四诊者，皆略而不载，亦系恨事。惟《脉理正义》载之，简要而详，予喜其先得，我心之同然，故合《舌鉴》而删润之。

妊娠辨分男女外验有四

《原始》云：一，受孕后，身更轻快，更健壮，其性常喜，面色加红，是男胎也。因男性热倍于女，故胎能加母之热性，面发红色，更喜美好之饮食，若女胎则反是，因女之性冷故也。二，若胎是男，必四十日后，即兆运动，女则运动迟，必在三月后矣。三，胎是男，则左肢之行工，愈觉轻便，左之乳体，必先高硬。四，胎是男，用行亦便于左，若女则必便于右也。

女人受孕内外皆有征验者七

《原始》云：眼懒看，俗谓“慈眼”也，眼变为微黄，一也；月经既止，厚气上升，头有昏眩，二也；心常闷躁，三也；易生厌烦，因内厚之气昏，故不喜事物，四也；体重懒行，五也；齿膝交疼，因胎火厚所致，六也；懒厌美好之物，反喜粗粝之品，及咸酸辛辣之味，七也；此因子宫凝闭，月信不行，故发不和之性，变平昔之嗜好，思不伦之食，或一月，或二三月即止者，因胎具百肢，头发已生，故至四月，则一切不和之性，悉反正矣，因胎渐大，能吸母液以资养，则子宫既无余液之厚气，故不和嗜好之性自无矣。

验胎贵贱寿夭法

妇人怀胎，凡男抱母，女背母，或上或下，为夭胎，或左或右，为寿胎。贵者，胎动必匀，自无毒病；贱者，胎乱动，母常有病。寿者，母必泰安；

夭者，母多疾苦。男胎，母气足，神常清；女胎，母气不足，神多乱。母声清，生福寿之男；母声浊，生孤苦之子。

虚里跳动

《素问》曰：乳之下，其动应衣，宗气泄也。

《灵枢》云：五谷入于胃也，其糟粕、津液、宗气，分为三遂，故宗气积于胸中，出于喉咙，以贯心肺而行呼吸焉。

《甲乙经》曰：胃之大络，名曰虚里。贯膈络肺，出于左乳下，其动应手，脉之宗气也。盛喘数绝者，则病在中，结而横，有积矣，绝不至，曰死。

顾英白曰：乳根二穴，左右皆有动气，《经》何独言左乳下？盖指其动之甚者耳，非左动而右不动也，其动应手，脉宗气也。《素问》本无二义，马玄台因坊刻之误，而为应衣，应衣者，言病人肌肉瘦弱，其脉动甚，而应衣也，亦通。始读《素问》，则心窃疑之，至读《甲乙经》，而遂释然。

张介宾曰：虚里跳动，最为虚损病本，故凡患阴虚劳怯，则心下多有跳动及惊悸者，人但知其心跳，而不知为虚里之动也。其动微者，病尚浅；动甚者，病则甚。凡患此者，常以纯甘壮水之剂，填补真阴，活者多矣。

诊血脉

诊血脉者，多赤多热，多青多痛，多黑久痹，赤黑青色，多见寒热。血脉，即络脉，肌皮嫩薄者，视之可见。《经》又曰：寒多则凝泣，凝泣则青黑；热多则淖泽，淖泽则黄赤，此皆常色，谓之无病。五色具见杂见也者，谓之寒热，臂多青脉，则曰脱血。络中血脱，故不红而多青。

诊毛发

发枯生穗，血少火盛。毛发堕落，卫疏有风；若还眉堕，风证难愈。头毛上逆，久病必凶。《经》云：婴儿病，其头毛皆逆上者，必死。血枯不荣，如枯草，不柔顺、劲直，小儿疳病多此，亦主有虫。然此以既病为言，若无病而见此候，亦非吉兆。

诊额

凡诊时，切左，则以右手抵其额；切右，则以左手抵其额，此眩晕也。

《脉经》曰：黑色出于额上发际下，直鼻脊两颧上者，主死在五日中。

诊日月角

《脉鉴》云：日角在左眉上主肝翠羽色，黑青伤冷及风寒，黄色肝虚须要补，白如秋季少平安。

月角右眉上也主胃四季看，胃气不和黄色见，黄兼赤色胃家热，紫色毒气积病缠。

胆胃左右眉上黑色春目疾，四季发青木旺刑。

诊眉

眉中色见青赤黑，远候还须半年期，近看三五七日内，忽然暴死更无疑，若然白色连眉目，知是皮肤肺疾微，黄色入目一年期，黑色从眉绕目悲。

诊项

项中属膀胱经督脉之会。《灵枢》曰：邪气中于项，则下太阳。《素问》曰：邪客于足太阳之络，令人头项背痛。又曰：太阳所谓强上引背者，阳气太上而争也。强上，谓颈项禁强也。又曰：诸痉项强，皆属于湿。痉，强急也，太阳伤湿。李东垣曰：脊背项强，颈似折，项似拔者，此足太阳经不通行，以羌活汤主之。《素问》曰：厥头痛，项先痛，不可俯仰，腰脊为应，先取天柱，后取足太阳。又属厥阴肝经，张鸡峰：肝主项背与臂膊，又属足少阴肾经。《五脏绝歌》注曰：肾绝则天柱骨倒。

诊爪甲

《脉经》曰：病人爪甲青者，死。又曰：爪甲白者，不治。又曰：手足爪甲下肉黑者，八日死。《医灯续焰》云：爪甲下肉黑有瘀血，亦有下出能生者。又曰：手足爪甲青，或脱落，呼骂不休，筋绝八日死。

诊齿

《脉经》曰：阴阳俱竭，其齿如熟小豆，其脉躁者，死。又曰：齿忽变黑，十三日死。《续焰》云：齿黄枯落，骨绝。

诊诈病

向壁而卧，闻医惊起而眄视，二言三止，脉之咽唾，此为诈病。若脉和平，当言此宜针灸数次，服吐下药可愈，欲以吓其诈，使彼畏惧，不敢言病耳。

诊五脏绝证

肝脏

尸臭。病人臭气触人也。《脉经》曰：尸臭者，不可治。《续焰》云：尸臭者，肝绝也。

《续焰》云：唇吻反青，四肢漐漐汗出者，肝绝。唇吻属脾，而青色属肝，木乘土，故曰“反”。

《续焰》云：《难经》曰，足厥阴气绝，则筋缩引卵与舌。厥阴者，肝也。肝者，筋之合也。筋者，聚于阴器，而络于舌本，故脉不荣，则筋缩急。筋缩急，则引卵与舌，故舌卷囊缩，此筋先死，庚日笃，辛日死。前目部爪甲二条，宜合看。

心脏

《续焰》云：肩息直视，心绝立死。《脉经》云：汗出不流，舌卷黑者，死。按：汗乃心之液，舌乃心之苗，此心绝也。阳反独留，形体如烟熏，直视，摇头，心绝。心脉挟咽系目，故直视者，为心绝之候。手少阴气绝，则脉不通。脉不通，则血不流。血不流，则色泽去，故面色黑如黧，此血先死，壬日笃，癸日死。

《脉经》云：病人手掌肿，无纹者，死。《脉诀》云：心包绝也。

乔岳曰：心绝则舌不能收，及不能语。

脾脏

环口黧黑，柔汗发黄，脾绝。水色凌土，冷汗身黄，脾真散越，足太阴气绝云云，见前唇部。病后喘泻，脾脉将绝。

《脉经》云：病人脾绝，十二日死，何以知之？口冷、足肿、腹热、胪胀，泄利不觉、出无时度、耳干、舌背肿、溺血，大便赤泄、肉绝，九日死。《续焰》云：口不合，脾绝。

肺脏

脉浮而洪，身汗如油，喘而不休，肺绝。

手太阴气绝，则皮毛焦。太阴者肺也，行气温于皮毛者也。故气不荣，则皮毛焦，而津液去；津液去，则皮节伤皮上之纹；皮节伤，则皮枯毛折，津液去而皮节平，毛无润养而折；毛折者，则毛先死，丙日笃，丁日死。

声如鼾睡，肺绝。

肾脏

发直遗尿，齿枯目黄，面黑，腰欲折，自汗，肾绝，四日死，溲便遗矢，狂言目反，直视，肾绝。

《脉鉴》云：脊痛腰重反覆难，此是骨绝五日看。《脉经》曰：病人胃绝五日死，何以知之？脊痛、腰中重，不可反覆。《刊》曰：骨绝。《脉经》曰：胃绝。但脊与腰皆属肾病，故从《刊误》。

足少阴气绝，则骨枯。少阴者，冬脉也，伏行而温于骨髓，故骨髓不温，则肉不着骨，骨肉不相亲，则肉濡而却，肉濡而却，故齿长而垢，齿龈肉退却，而齿则长垢也，发无润泽，无润泽者，则骨先死，戊日笃，己日死。

《脉鉴》云：耳目口鼻有血出，病为下厥上竭亡。少阴经病，误发汗，动其阴血，则血妄行，死。牙疳齿落并穿腮，肾水衰竭火焚死。

《中藏经》曰：肾绝，大便赤涩，下血不止，耳干，脚浮，舌肿，六日死。足肿，九日死。

六腑绝证

《脉鉴》云：眉倾胆绝七日丧，眉发冲起亦伤残。《脉经》曰：病眉系倾者，七日死。又曰：病人眉与发冲起者，死。

《脉经》曰：病人小肠绝，六日死，何以知之？发直如干麻，不得屈伸，自汗不止也。

慎庵按：《脉经》又曰：发如干麻，善怒者，死。又曰：发直者，十五日死。又按：《中藏经》曰：筋绝，汗不止，不得屈伸者，六日死。发眉俱冲起者，死。发如麻，善怒不调者，死。发直者，十五日死。

观两经相左，何所适从？但肝在志为怒，肝主筋而藏血，发乃血之余，今发干如麻，不能屈伸，是血枯燥失润而使然，肝血亏，则火炎上而善怒，上皆肝症也，似与小肠无涉，以症而论，当从《中藏经》为是，然愚之庸见，亦未敢遽以为是也，再俟博雅者正之。

《脉经》曰：大肠绝，死不治。何以知之？泄利无度，利绝则死。

肌肉不滑，唇反。

《脉鉴》云：脉浮而洪汗如油，水浆不入喘不休，形体不仁乍静乱，命绝医生无好手。

《内经》云：大则病进。脉浮而洪，邪气胜也。身汗如油，喘而不休，肺气绝也。水浆不入，胃气尽也。形体不仁，谓痛痒不知，荣卫绝也。

《针经》曰：荣卫不和，故为不仁。争则乱，安则静，正与邪争，正负邪胜也。肺气脱，胃气尽，荣卫绝，邪独胜，故曰命绝也。

《脉经》云：卧遗尿不觉者，死。一曰：膀胱绝也。

诊阴阳绝证

阳气先绝阴后竭，其人身死必青色。阴气先绝阳后竭，身赤腋温心下热。阳主热而色赤，阴主寒而色青，其人死而身色见青，是阴未离乎体，故曰：阴气后竭也。若身赤，腋下温，心下热，则阳未离体也，故曰：阳后竭也。

三阴气俱绝，则目眩转目矇。目矇者，为失志；失志，则志先死，死即目矇也。目不见也，脱阴者目矇。

六阳气俱绝，则阴阳相离。阴阳相离，则腠理泄，绝汗乃出，大如贯珠，转出不流，旦占夕死，夕占旦死。

六腑气绝，足冷脚缩，五脏气绝，便利不禁，手足不仁。

《脉经》曰：病人五脏已夺，神明不守，声嘶者死。

毛焦，面黑，直视目瞑不见，阴气绝。阴阳俱绝，掣衣撮空，妄言者死。

目眶陷，目系倾，汗出如珠，阳绝。

《内经》死证

经云：大骨枯槁，大肉陷下，胸中气满，喘息不便，其气动形，期六月死。真脏脉见，乃予之期日。大骨大肉，皆以通身而言。如肩脊腰膝，皆大骨也；尺肤臀肉，皆大肉也。肩垂、项倾、腰重，败者，大骨之枯槁也，尺肤既削，臀肉必枯，大肉之陷下也，陷下，皮肤干着肉间也。肾主骨，骨枯，则肾败矣；脾主肉，肉陷，则脾败矣；肺主气，气满喘息，则肺败矣。气不归原，形体振动，孤阳外浮，而真阴亏矣，三阴亏损，死期不出六月。六月者，一岁阴阳之更变也，若其真脏脉已见，则不在六月之例，可因克贼之日，而定其期矣。

大骨枯槁，大肉陷下，胸中气满，喘息不便，内痛引肩项，期一月死，真脏见，乃予之期日。内痛引肩项，病及心经矣，较前已甚，期一月死。一月者，斗建移而气易也。

大骨枯槁，大肉陷下，胸中气满，喘息不便，内痛引肩项，身热，脱肉破䐃，真脏见，十月之内死。破䐃者，卧久骨露，而筋肉败也。䐃，劬允切，筋肉结聚之处也。启玄子曰：肘膝后肉，如结块者。

大骨枯槁，大肉陷下，肩髓内消，动作益衰，真脏来见，期一岁死，见其真脏，乃予之期日。骨枯肉陷，脾肾已亏，兼之肩髓内消，必死。

大骨枯槁，大肉陷下，胸中气满，腹内痛，心中不便，肩项身热，破䐃脱肉，目眶陷，真脏见，目不见人，立死；其见人者，至其所不胜之时则死。

急虚，身中卒至，五脏绝闭，脉道不通，气不往来，譬于堕溺，不可为期，其脉绝不来。若人一息五六至，其形肉不脱，真脏虽不见，犹死也。

六经死证

瞳子高者，太阳不足；戴眼者，太阳已绝。此决生死之要。

太阳终者，戴眼，反折，瘛疭，其色白，绝汗乃出，出则死矣。绝汗，谓出汗如珠，不流，复旋干也。

目正圆，手撒，戴眼，太阳绝。

阳明终者，口目作动，善惊，妄言，色黄，其上下经盛，不仁则终矣。

循衣摸床，谵语，阳明绝，妄语错乱及不语失音，热病犹可生。

少阳终者，耳聋，百节皆纵，目环直视如惊貌绝系。绝系，一日半死。

太阴终者，腹胀闭，不得息，善噫善呕，呕则逆，逆则面赤，不逆则上下不通，不通则面黑，皮毛焦而终矣。

少阴终者，面黑，齿长而垢，腹胀，上下不通而终矣。

厥阴终者，中热、嗌干、善溺、心烦，甚则舌卷、卵上缩而终矣。

补遗诸死证

《脉经》曰：足趺上肿，两膝大如斗者，十日死。又曰：病人脐肿，反出者，死。阴囊及茎俱肿者，死。

《脉鉴》云：凡病人面之两颊腮，陷下缩入者，病虽轻，不能即愈，若迟延日久而必死也。此法，凡伤寒及大病者，验之无不应也。凡久病腹皮甲错，着于背而成深凹者，不治，此肠胃干瘪故也。新增

卷之三

儿科望诊

病机

十岁以前，忽然面上如青纱盖定，后发际至印堂，不论病之深浅，有者六十日必死，若至鼻柱，一月须亡。更到人中，不过十日，其色盈面，即日哭伤。

额上青色。《素问》云：心热者，颜先赤，心气合火，火有炎上，指象明候，故候于颜。

毛发黄色。《素问》云：寒客于人，使人毫毛毕直，皮肤闭而为热，当是之时，可汗而解。

左脸赤色，身热脉弦。《素问》云：肝热病者，左脸先赤，肝气合木，木应春，南面正理之则，其左脸也。

右脸青色，呕逆多痰。《素问》云：合金之气应秋，南面正理之则，右脸也。两脸赤色：乍乘风热，肌肉焦枯，必因内蒸。

《养生方》云：气虚则发厥，谓手足冷也；血虚则发热，谓肌肉热也。

两脸青色，多啼作呕，脏腑不和矣。

非时弄色，胎风客忤，内瘸作痫。

鼻燥黄色，积热溺涩，或衄血气粗。

鼻燥白色，吐泻伤脾，感冷肺逆。

鼻中痒甚，肺气盛，而五疳传惊。

鼻下赤烂，肝气盛，而肺疳见证。

鼻如烟筒，火烁金，而惊中危证。

目鲜青色。扁鹊云：睛青主癖块。钱仲阳云：目鲜将发搐。谈心揆曰：将见疮痍亦然。

目睛黄色：积热骨蒸，或痢泻癖气，此即食癥，亦云食疸。俗称鹅白，非也。

眼深黑色，吐泻内吊，惊搐慢脾。

眶肿睛黄，积热久嗽，或伤脾作呕，或夜热疮痍。

赤贯瞳人，惊痫不治。

印堂青色，胎惊胎热，腹痛夜啼。

眉攒不舒，腹痛下痢，或热壅三焦，病机将作亦然。

眉目杂色，白乃霍乱绞痛，黄乃积热虚浮，赤因感风头楚，青正惊搐相乘，黑者危在旦夕。

唇中白色，呕逆作泻，口渴肠鸣，将成内吊。

唇中黄色，伤胃脾热，作胀下痢，溲短肌浮。

唇中红色，内热有惊，或见疮疹。

唇中青色，风寒相感，发惊伤脾。

唇焦赤色，口秽伤脾，大便闭塞，气粗热盛。

唇茧淡白，伤食复伤，热壅脾家，肠鸣腹鼓。

唇间紫色，蛔刺攻冲，痛逆霍乱。

舌上杂色，黄者伤脾，白苔焦渴紫厚，如荔枝壳者，热聚三焦。如青苔，如白染者，皆不治。若破裂有血，邪热攻心，小便闭结，治法用黑鱼切片，贴舌上，或百草霜和盐，研成膏贴，亦可。

耳前赤色，疳虫攻肾，必耳鸣或聋。

耳前黄色，惊入肾，或睡中戛齿。

颐下诸色，同耳前看。《素问》云：肾热病者，颐先赤。

筋露青色，现诸头面，惊啼烦躁；身体者，发热惊搐；肚腹者，五疳胀满。

鱼目定睛，筋绝不转，水不生木，肝肾俱败，死在夜。

面青唇黑，水绝于肾，木来克土，脾肝俱绝，亡在昼。

胃热黄色，遍体金黄，口秽目碧，骨蒸，疸病将至，或得久病后者。《诚书》

入门审候歌

观形察色辨因由，阴弱阳强发硬柔，若是伤寒双足冷，要知有热肚皮求。鼻冷便知是疮疹，耳冷应知风热证，浑身皆热是伤寒，上热下冷伤食病。

五指梢头冷，惊来不可挡。若逢中指热，必定是伤寒。中指独自冷，麻痘证相传。女右男分左，分明仔细看。

观面部五色歌

面赤为风热，面青惊可详，心肝形此见，脉证辨温凉。脾怯黄疳积，虚寒皖白光，若逢生黑气，肾败命须亡。

审虎口三关法

小儿三岁以下有病，须看男左女右手，虎口三关。从第二指侧看：第一节名风关，第二节名气关，第三节名命关。辨其纹色：紫者属热，红者属寒，青者惊风，白者疳病，黑者中恶，黄者脾之困也。若现于风关为轻，气关为重，过于命关，则难治矣。

三关脉纹主病歌

紫热红伤寒，青惊白是疳，黑时因中恶，黄即困脾端。

又：青色大小曲，人惊并四足；赤色大小曲，水火飞禽扑；紫色大小曲，伤米曲鱼肉；黑色大小曲，脾风微作搐。

手指脉纹八段锦图

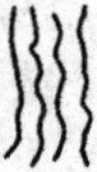

乱纹主虫。

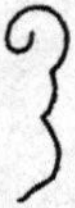

虫纹形。大肠
主肝虫。秽积

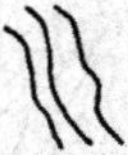

水字形。咳嗽
主食积。惊疳

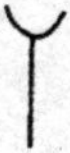

鱼刺形。
主惊风痰热。

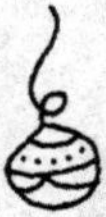

珠形。主死。

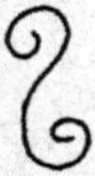

环形。
主疳积上逆。

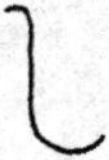

乙字形。
主肝病惊风。

悬针形。泄泻
主伤风。积热

虎口三关脉纹图

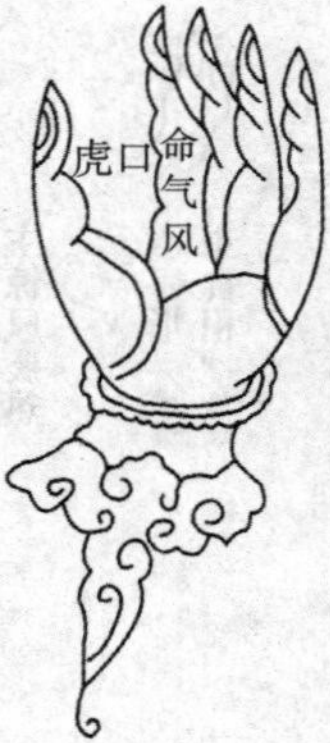

风关第一节寅位
气关第二节卯位
命关第三节辰位
虎口叉手处是也

小儿死候歌

眼生赤脉贯瞳人，囟门肿起又作坑，指甲黑色鼻干燥，鸦声忽作肚青筋，虚舌出口咬牙齿，目多直视不转睛，鱼口气急啼不得，蛔虫既出死形真，手足掷摇惊过节，灵丹十救无一生。

鱼目定睛夜死，面青唇黑昼亡，啼而不哭是痛，哭而不啼是惊，嗞煎不安是烦，嗞啀不定是躁。嗞，音兹，啼不止。啀，音崖，欲啮。

钱氏曰：左腮为肝，右腮为肺，额上为心，鼻为脾，颏为肾。此以分部言也。

《永类钤方》云：肝主目，脾主唇口，肺主鼻孔，心主颧面，肾主耳穴。此以窍言也。

按：《内经》云：下极者，心也。注云：下极，谓两目之间。又云：舌者，心之官也。此云心主颧面，似未当。

钱氏曰：赤者，热也；黄者，积也；白者，寒也；青黑者，痛也，随证治之。

薛氏曰：青主惊积不散，欲发风候；红主痰积惊悸；黄主食积癥伤，欲作疳癖；白主泄泻水谷，更欲作吐；黑主脏腑欲绝。

洁古曰：若肝病惊搐，而又加面白，痰涎喘急之类，此皆难治，盖谓金克木也。观此则知：脾病之忌青，肺病之忌赤，心病之忌黑，俱可推矣。

印堂青，主初受惊泻；红，主大惊夜啼；黑，主客忤。

山根青，主第二次惊泻后发躁；黑黄甚者死。

两太阳青，主第三次惊；青自太阳入耳者死。

印堂青黑，主腹痛夜啼，此脾气虚寒也。脾为至阴，故夜间腹痛而啼，用钩藤饮；色淡白，主泄泻，乳食不化，属脾气虚弱，用五味异功散，加木香。

八段锦歌《医学源流》

先望孩儿眼色青，次看背上冷如冰。阳男搐左无妨事，搐右教人甚可惊；女搐右边犹可治，若逢搐左疾非轻。歪斜口眼终为害，纵有仙丹也莫平。

忽见眉间带紫青，看来立便见风生，青红碎杂风将起，必见疳癥气满形。紫少红多六畜惊，紫红相等即疳成，紫点有形如米粒，伤寒夹食证堪评。黑轻可治死还生，红紫伤寒痰积停，赤青脾受风邪症，青黑脾风作慢惊。山根若见脉横青，此病明知两度惊，赤黑困疲时吐泻，色红啼夜不曾停。青脉生于左太阳，惊非一度细推详，赤是伤寒微燥热，黑青知是乳多伤。右边青脉不须多，有则频惊怎奈何，红赤为风抽眼目，黑青三日见阎罗。指甲青兼黑暗多，唇青恶逆病多瘥，忽作鸦声心气急，此时端的命难过。

辨虎口纹十三形《全幼心鉴》

第一，流珠形。只一点红色见风关，主饮食所伤，内热欲吐，或肠鸣自利，烦躁啼哭。用助胃膏消饮食，分阴阳；若食消而病仍作，用香砂助胃膏，以补脾胃。

第二，环珠形。其点差大，主脾虚停食，胸膈胀满，烦渴发热。用五味异功散，加山楂、枳实，健脾消食；后用六君子，调中养气。

第三，长珠形。其点圆长，主脾伤饮食积滞，肚腹作痛，寒热不食。先用大安丸，消其积滞；次以异功散，健其脾气。以上风关。

第四，来蛇形。是长散出气关，一头大，一头尖，主脾胃湿热，中脘不利，干呕不食，此疳邪内作。先用四味肥儿丸治疳，后用四君子补脾。

第五，去蛇形。是大头向气关，主脾虚食积，吐泻烦渴，气短喘急，不食困睡。凡用六君子汤加枳实，健脾消积；次以七味白术散，调补胃气。

第六，弓反里形。主感冒寒邪，哽气出气，惊悸倦怠，四肢冷，小便赤，咳嗽呕涎。先用惺惺散，助胃气，祛外邪；后以五味异功散，加茯苓、当归，养心血，助胃气。若外邪既解，而惊悸指冷，脾气受伤也，宜七味白术散补之；若闷乱气粗，喘促者难治，脾虚甚故也。

第七，弓反外形。主痰热，心神恍惚，夹惊夹食，风痫痰盛。先以天麻防风丸，祛外邪；又用五味异功散，调补中气。又曰：纹弯向里为顺，向外为逆。

第八，枪形，直上。主风热生痰，发搐。先用抱龙丸，如未效，用牛黄清心丸；若传于脾肺，或过用风痰之药，而见诸症者，专调补脾胃。

第九，鱼骨形，纹分歧支。主惊痰发热。先用抱龙丸，未应，属肝火实热，少用抑青丸以清肝，随用六味丸以补肝。或发热少食，或痰盛发搐，乃肝木克脾土，六君子汤加柴胡，补脾土，制肝木。

第十，水字形。三脉并行，主惊风，食积，胸膈烦躁，或夜啼痰盛，口噤搐搦，此脾胃虚弱，饮食积滞，而木克土也。先用大安丸，消导饮食；次以六君子汤加钩藤，补中清肝。若已服消食化痰等药而未愈，用四君子汤，加升、柴、钩藤，升补脾气，平降肝木。以上气关。

第十一，长针形。过命关一二米许，主心肝热极生风，惊悸困倦，痰盛搐搦。先用抱龙丸，祛风化痰；次用六君子汤加钩藤，平肝实脾。

第十二，透关射指形。命脉曲里，主惊风，痰热聚于胸膈，乃脾肺亏损，痰邪乘聚。先用牛黄清心丸，清脾肺，化痰涎；次用六君子汤，加桔梗、山药，补脾土，益肺金，可救。

第十三，透关射甲形。命脉向外，主惊风，肝木克脾土之败症。急用六君子汤，加木香、钩藤、官桂，温补脾土；未应，加附子以回阳气，多得生者。以上命关。

尝闻古人云：小儿为芽儿，如草之芽，水之沤，盖因脏腑脆嫩，口不能言，最难投剂。当首察面色，而知其所属；次验虎口，以辨其所因。实为治法之简要也。

按：虎口纹，其始止见于风关，先见于左，为伤风寒；先见于右，为伤乳食。得惊夹之，则上出于气关矣，此虽予无本之言，然亦有所试也，乃《水镜》有云：指纹曲里风盛，弯外食积。夫曲里弯外，则其纹已长，将透气关矣。其初起岂有之乎，将何以辨也？若夫色则以红淡为轻，深紫为重，亦有吐泻重困，而虎口无纹者，乃大虚也，不可以无纹，而易之也。

面部形色诸证之图

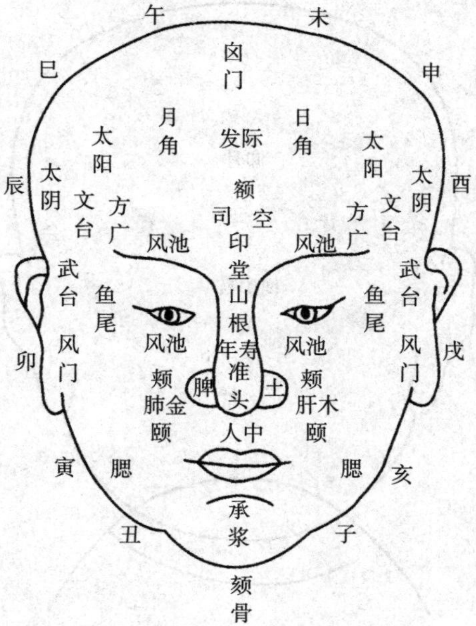

下颏属肾水，北　左腮属肝木，东　额上属心火，南　鼻准属脾土，中　右腮属肺金，西

玉枕腧穴之图

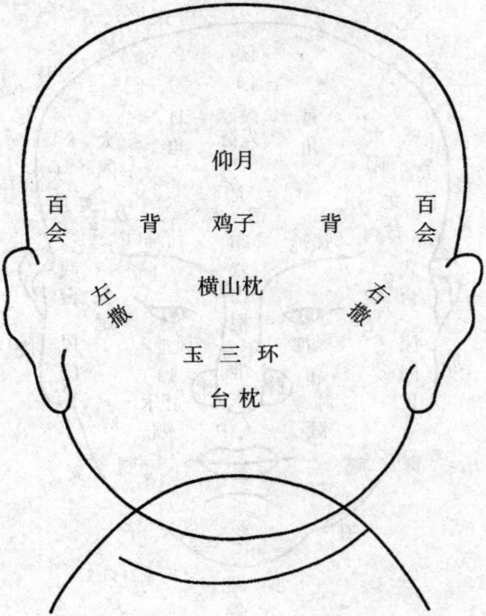

肢节见于面部之图

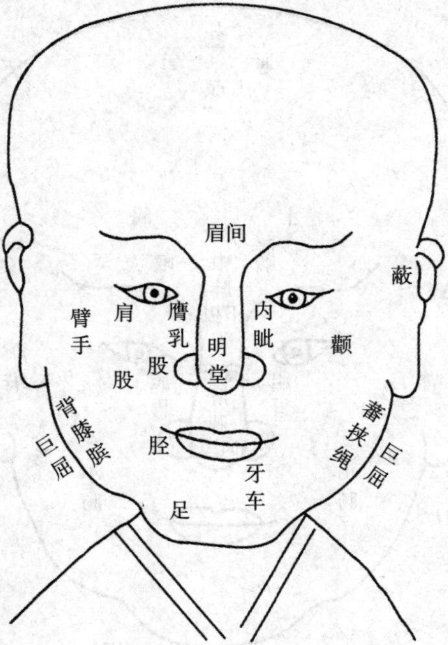

五脏六腑见于面部之图

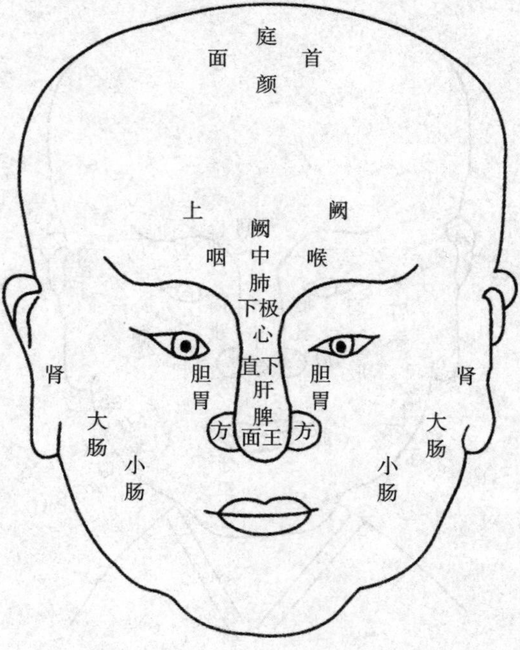

大人望诊同准此，一卷察五官下条，此二图有诀见前

《心鉴》按眉端法

小儿半岁者，以名、中、食三指，按于发际、额前、眉端之间，儿头在左，举右手；头在右，举左手。食指为上，中指为中，名指为下。三指俱热，主伤风邪，鼻塞气粗，发热咳嗽。三指俱冷，主外感风寒，内伤饮食，发热吐泻。食、中二指热，主上热下冷。名、中二指热，主夹惊之候。食指热，指胸中气满，乳食不消。薛立斋曰：小儿气血未实，惊则气散，气散则脉乱，必当参三部五脉。三部者，面上气色、虎口脉纹、寸口一指之脉。五脉者，上按额前，下诊太冲，并前三部也。

审小儿六证《活幼指南》

凡见小儿头疼发热，鼻塞声重，咳嗽，手背热，恶风寒，皆属外感。无汗，脉浮紧，伤寒；自汗，脉浮缓，伤风；暑月吐泻作渴，齿燥脉虚，伤暑；浮肿，泄泻，身重，小便不利，脉濡细，伤湿；舌干口燥，唇焦面赤，或声哑脉数，伤热。凡见小儿嗳气饱闷，作酸腹膨，不思食，及恶闻食气，下泄臭屁，恶心，乍吐乍泻，或寒热，或腹中硬块作痛，手心热，脉弦滑，俱属内伤饮食。以上二证最多。

凡见小儿发热无汗，表实；大便闭，里实。心胸满闷，腹中膨胀，恶心嗳气，吐出酸水，手足有力，腹痛，手不可按，脉洪实有力。俱属实证。

凡见小儿面皖白无神，懒言气短，不思食，腹膨不痛，二便不常，喜卧，眼喜闭，手足无力，慢惊；久吐，胃虚；久泻脱肛，脾虚；自汗，表虚；自利，里虚；脉来微细无力，及行迟、发迟、齿迟、解颅、鹤节，俱属肾气未成，元精不足。以上俱属虚证。

凡见小儿发热，手足心热，面红唇干，舌干口渴，口上生疮，口中热臭，大便秘，小便赤黄，或痢下黄赤，肛门焦痛，喜饮冷水，喜就凉处，腹中热痛，脉来洪数。俱属热证。

凡见小儿面白唇青，手足冷，口中冷气，或泄利清白，无热，不渴，腹痛悠悠无增减，或恶心，呕吐，喜就暖处，脉来沉迟无力。俱属寒证。

以上诸症，每证不必悉具，凡见一二便作主张治之。若二症三症兼见者，须照本条斟酌尽善，自能中病也。

经证考

经证，因望而得者居多，间亦有因问而得者，义难分列，姑存其旧。学者自为领悟可也。

足太阳膀胱经

小便不通，腹痛，谓盘肠痛，葱白煎汤熨脐，小便利，痛止。其不痛而寒热者，在上腹为索泽，在下腹为癞疝。卒然淋闭作楚者，湿热；泻痢频而溲闭者，湿火。病后溲短者，气虚；渴频溺短者，精不足。便后即结白翳者，五疳。溺血者，血虚；屎深黄色，久则尿血，脐反出，下体肿。

足阳明胃经

口吐涎沫而叫者，虫痛。吐水不心痛者，胃冷。

吐泻昏睡而露睛者，虚热。吐泻昏睡而不露睛者，实热。身热不饮水，表热，亦属虚热。吐沫及痰白、绿水，虚寒。频食善饥者，实火。善饥少餐者，虚火。狂厥气逆者，宿垢未清。咳噫噎气，积热，口秽唇肿者，热盛宜下。天瘹，心胃有恶物，吐涎痰热者，实热宜下。牙痛者，实火。吐涎痰冷者，虚寒宜温。颜黑胫肿，牙疳口气，气上蒸，结毒。喉中常有涎饮，心胃伤客风。

足少阳胆经

怔忡者，血虚。目直而青，身反折，生惊。多怒而癫属阴，伤肝。多喜而狂属阳，伤脾。口苦，体无膏泽，摇头，反张，目撺，肝有余。

足太阴脾经

泻黄红赤黑，属火。呵欠面黄，脾虚惊。泻青白，完谷不化，伤极宜下。小便不通，久则胀满，足太阳传足太阴，稍道利后，即扶脾。昼相安，夜频起，成洞泄注下，交寅时，每泻一二次，为肾泻。

恒泻不渴，色青善餐者，肝火，木来克土，土益虚矣；时渴时泻者，胃火。弄舌者，脾热。雀目，脾积聚。白日多睡，积热成痔。虚黄浮肿，食癥。啖能兼人，体瘦黧黑，食疳。四肢多疮，脾家湿火。水肿面白，脾虚。体重，脾痹。唇肿硬者，脾伤。甫食即出，闷痰、宿食作祟。肠鸣腹胀，虚。足胻肿若水，脾痿。心下若痞，脾伤。出胎拭脐不干，风入成疮，撮口，脐风发搐，脾经受虚。

足少阴肾经

聤耳，肾中风毒攻上。走马牙疳，肾中风热。咬牙甚者，发惊，心肾并见。小便下血，肾闭。牙根出血，名宣露肾疳。小便白涩作楚，湿火。牙根腐坏，名腐根肾疳。面黑咳血，肾火。四肢不能收举，肾痿。下肿足胻，寒而逆肾。

足厥阴肝经

痫厥，痓瘛筋挛，心脉满大，肝脉小急。怒视者，肝气有余。撺视者，伏痰。目直声锯者，发搐。

呵欠面赤，多筋，肝火。呵欠面青，惊悸，心肝并见。眼赤多泪，积热。头眩不能俯视，肝火。血枯发竖者，肝虚。羞明怕日，肝肾并见。泻频青白，肝气有余。颊肿痛，胁下痛，面青，足逆冷，眩瞀，呕厥，转筋，筋挛，遗沥，淋，善恐，胸中喘，骂詈，俱肝火。

手太阴肺经

肩背痛，多嚏受寒。小便数，溏泄，气虚。吐稠涎，咯血，实热。呵欠，气热作咳，受风。龟胸龟背，风热气痞。干嗽无痰，客热兼肾火。嗽多子时前者，食积。嗽多子时后者，肾火。嗽多午时前者，风邪。嗽多午时后者，虚火。鼻流清涕者，伤寒。痰拥顿嗽，面赤，伤热。气逆喘急，肺胀。声哑气粗，肺痿。哮喘发即吐稠痰，盐哮。交秋发哮，多清水，属寒；哮发不时，顿嗽抱首，属热。

手少阴心经

昏睡，善嚏，惊怔，将发疮疹，足太阴证传手

少阴。身热频渴，实热。吐浓涎及血，乘虚火泛。淋漓，小肠伏热，卧要竖抱，胸有恶积。昏沉似睡，血虚露睛，伏痰。目陷无神，元气败。弄舌烦躁，实热。妄语癫狂，邪热归心。挖舌咬人者，心气绝。

经证为审病之原，业幼科者，不可不知，否则若工师失其斧锯，从何下手？前哲钱仲阳《直诀》，只列五脏经证，而六腑不与焉，后贤如万密斋、薛新甫、王肯堂辈，医籍中咸宗之。本朝谈心揆《诚书》，复增列胆、胃、膀胱三腑，十二经证，而缺其四，如手太阳小肠、手阳明大肠、手少阳三焦、手厥阴心包络，不复列焉。未详其故，原其意。若以为脏病多而腑病少，六腑泻而不藏，不能留着为病，即有病，治而易散；小儿以大小便通利为无病，即有病亦轻；三焦另为一腑，包罗五脏六腑之外，证治有上、中、下之分，可各经参考；心包络代心受邪之脏，即心脏也，可参心经之症同治。是耶非耶，予非专科，不敢拟补，宁缺疑以俟后之君子正之。

闻诊

听音论

万物有窍则鸣，中虚则鸣。肺叶中空，而有二十四空；肺梗硬直，而有十二重楼。故《内经》以肺属金而主声音。十二重楼之上为会厌。喉间薄膜。会厌为声音之户，舌为声音之机，唇为声音之扇，三者相须，则能出五音而宣达远近。音者，杂比也。声者，单出也。鼻能声而不能音者，以无唇之开阖，舌之启闭，其气则走颃颡之窍，达畜门，出鼻孔而为声。声音之道，分之则二。故得天地之和，五脏安畅，则气藏于心肺，声音能彰。五脏者，中之守也，各有正声，中盛则气腾，中衰则气弱。脾应宫，其声漫以缓；肺应商，其声促以清；肝应角，其声呼以长；心应徵，其声雄以明；肾应羽，其声沉以细。此五脏之正音，得五脏之守者也。《脉鉴》云：金声响，土声浊，木声长，水声清，火声燥。空、孔同。

声审阴阳清浊新久

审察阴阳，《中藏经》云：阳候多语，阴证无声。多语易济，无声难荣。声浊气急，痰壅胸膈；声清而缓，内元有寒。新病小病，其声不变；久病苛病，其声乃变。迨及声变，病机呈显，喑哑声嘶，莫逃大限。音声之道，岂独审病，死生亦关。《内经》有曰：弦绝音嘶，病深声哕，明讲深察，不可违悖。外感风寒，大荤不戒，厚味恣啖，声哑而咳。喉痛而干，病属初起，不同于前，速疗易治，不可不辨。

失守变动五脏之应变动，谓迁改其常志也。

肝在志为怒，在声为呼，在变动为握。心在志为喜，在声为笑，在变动为忧。脾在志为意，在声为歌，在变动为哕。肺在志为忧，在声为哭，在变动为咳。肾在志为恐，在声为呻，在变动为栗。

六腑之应

声长者，大肠病。声短者，小肠病。声速者，胃病。声清者，胆病。声微者，膀胱病。声呼漫者，肝胆二脏相克病也。声速微者，胃与膀胱相克病也。此五脏六腑之病音，失五脏之守者也。

声审寒热虚实新增

喘粗气热为有余，喘急气寒为不足。息高者，心肺之气有余；吸弱者，肝肾之气不足。怒骂粗厉者，邪实内热也；怒骂微苦者，肝逆气虚也。鼻塞声重喷嚏，风寒未解也。言语轻迟气短，中气虚也。呻吟者，必有痛也。噫气者，脾乃困也。嗳气者，胃中不宽也。胃虚亦发嗳，然实嗳声长而紧，得嗳则快；虚嗳声短而促，得嗳虽松，不觉其快。

嗳逆冷气者，胃之寒也。呕吐酸苦者，肝之火也。自言死者，元必虚也。喜言食者，胃有火也。言家私者，心必虑而少睡也。言负德者，肝必郁而多怒也。干咳无痰者，胃中伏火也。嗽痰作而清白，寒也；稠黄，火也。谵语收财帛者，元已竭也。狂言多与人者，邪方实也。

脏诊

大笑不止，《经》云：心有余则笑。扁鹊云：其人唇口赤色者可治，青黑者死。独言独语，言谈无绪，心神他寄，思虑伤神，乃为心病。喘气太息，喉中有声，谓之肺鸣。咳逆上气，如水鸡声，火来乘金。不得其平，形羸声哑，咽中有疮，肺被火囚。肺主声故耳。声音暴哑，风痰伏火，曾系喊伤，不可断病。声嘶色败，久病不治，气促喉声，痰火哮喘，中年声浊，痰火之殃，乃为肺病。怒而骂詈，乃为肝病。气不足息，乃为脾病。欲言不言，语轻多畏，乃为肾病。

诊内外

前轻后重，壮厉有力，乃为外感；先重后轻，沉困无力，倦不欲言，声怯而低，内伤不足。

诊诸痛

攒眉呻吟，必苦头痛。叫喊呻吟，以手扪心，为中脘痛。呻吟身重，转即作楚，乃为腰痛。呻吟摇头，攒眉扪腮，乃为齿痛。呻吟不起，为腰脚痛。诊时吁气，为属郁结。凡人吁，则气郁得以少申也。摇头而言，乃为里痛。

诊坏证

伤寒坏证，哑为狐惑。上唇有疮，虫食其脏；下唇有疮，虫食其肛。

诊诸风

风滞于气，机关不利。出言蹇涩，乃为风病。鼻鸣声粗，风中于卫。

诊神志

衣被不敛，骂詈亲疏，神明之乱。风狂之类，若在热病，又不必论。

诊形体上下诸证

欲言复寂，忽又惊呼，病深入骨。啾然细长，头中之病。语声寂然。喜惊呼者，骨节间病。语声喑喑然不彻者，心膈间病。

诊息

气短不续，言止复言，乃为夺气。气来短促，不足以息，呼吸难应，乃为虚甚。素无寒热，短气难续，知其为实。吸而微数，病在中焦，下之则愈。实则可生，虚则不治。上焦吸促，下焦吸远。上下睽违，何以施疗。

问诊

《灵枢·师传》篇曰：入国问俗，入家问讳，上堂问礼，临病人问所便，使其受病本末，胸中洞然，而后或攻或补，何愁不中乎。

人品起居

凡诊病者，先问何人，或男或女，男女有阴阳之殊，脉色有逆顺之别，故必辨男女，而察其所合也，或老或幼，年长则求之于腑，年少则求之于经，年壮则求之脏，或为仆妾。在人下者，一动一静，不能自由。寡妇僧尼，遭逢不偶，情多郁滞。形之肥瘦，肥人多湿，瘦人多火。男人可望而得，此指女人故问。次问得病，起于何日，病新可攻，病久可补。饮食胃气，肝病好酸，心病好苦，脾病好甘，肾病好咸，肺病好辛。内热好冷，内寒好温。安谷者昌，绝谷者亡。梦寐有无，阴盛之梦，大水恐惧；阳盛之梦，大火燔灼；阴阳俱盛，相杀毁伤；上盛梦飞，下盛梦堕；甚饱梦与，甚饥梦取；肝盛梦怒，肺盛梦哭；短虫若多，则梦聚众；长虫若多，自击毁伤。

嗜欲苦乐

问其苦乐，以知其病。好食某味，病在某脏，当分逆顺，以辨吉凶。心喜热者，知其为寒；心喜冷者，知其为热。好静恶动，知其为虚；烦躁不宁，知其为实。伤食恶食，伤风恶风，伤寒恶寒，或常纵酒。纵酒者，不惟内有湿热，而且防其乘醉入房。或久斋素，清虚固保寿之道，然亦有太枯槁而致病者，或斋素而偏嗜一物，如面筋、熟栗之类，最为难化，故须详察。始终境遇，须辨三常。封君败伤，及欲侯王，常贵后贱，虽不中邪，病从内生，名曰脱营；常富后贫，名曰“失精”。五气流连，病有所并。常富大伤，斩筋绝脉，身体复行，令泽不息。故伤败结，留薄归阳，脓积寒炅。暴乐暴苦，始乐后苦，皆伤精气，精气竭绝，形亦寻败。暴怒伤阴，暴喜伤阳。厥气上行，满脉去形。形乐志苦，病生于脉，治以灸刺；形乐志乐，病生于肉，治以针石；形苦志乐，病生于筋，治以熨引；形苦志苦，病生咽嗌，调以甘药；形数惊恐，经络不通，病生不仁，按摩醪药。起居何似，起居，凡一切房室之燥湿，坐卧之动静，所包者广，如肺病好曲，脾病好歌，肾病好吟，肝病好叫，心病好妄言之类，当一一审之。曾问损伤，或饮食不当，或劳役不时，或为庸医攻补失宜之属。便利何如，热则小便黄赤，大便硬塞，寒则小便澄白，下利清谷之类。曾服何药，如服寒不验，服热不灵，察症与脉，思当变计。有无胀闷，胸腹胀闷，或气或血或食，或虚或实，皆当以脉参之。性情常变，一一详明。

十问篇张景岳先生著

一问寒热二问汗，三问头身四问便，

五问饮食六问胸，七聋八渴俱当辨，

九因脉色察阴阳，十从气味章神见。

见定虽然事不难，也须明哲毋招怨。

上十问者，乃诊治之要领，临症之首务也。明此十问，则六变具存，而万物形情，俱在吾目中矣。医者为难，难在不识病本，而施误治耳。误则杀人，天道可畏；不误则济人，阴德无穷。学者欲明是道，必须先察此要，以定意见，以为阶梯，然后再采群书，广其知识，又何误焉？有能熟之胸中，运之掌上，非止为人，而为己不浅也，慎之，宝之。

1. 问寒热

问寒热者，问内外之寒热，欲以辨其在表在里也。人伤以寒，则病为热，故凡身热脉紧，头疼体痛，拘急无汗，而且得以暂者，必外感也。盖寒邪在经，所以头痛身疼，邪闭皮毛，所以拘急发热。若素日无疾，而忽见脉症若是者，多因外感。盖寒邪非素所有，而突然见此，此表证也。若无表证，而身热不解，多属内伤，然必有内证相应，合而察之，自得其真欤。

凡身热经旬，或至月余不解，亦有仍属表证者。盖因初感寒邪，身热头痛，医不能辨，误认为火，辄用寒凉，以致邪不能散。或虽经解散，而药未及病，以致留蓄在经，其病必外证多而里证少，此非里也，仍当解散。

凡内证发热者，多属阴虚，或因积热，然必有内证相应，而其来也渐。盖阴者必伤精，伤精者必连脏，故其在上而连肺者，必为喘急咳嗽，在中而连脾者，或妨饮食，或生懊侬，或为躁烦焦渴；在下而连肾者，或精血遗淋，或二便失节，然必倏然往来，时作时止，或气怯声微，是皆阴虚证也。

凡怒气七情，伤肝伤脏而为热者，总属真阴不足，所以邪火易炽，亦阴虚也。

凡劳倦伤脾而发热者，以脾阴不足，故易于伤。伤则热生于肌肉之分，亦阴虚也。

凡内伤积热者，在癥痞必有形征，在血气必有明征。或九窍热于上下，或脏腑热于三焦。若果因实热，凡火伤在形体而无涉于真元者，则其形气声色脉候，自然壮厉，无弗有可据而察者，此当以实火治之。

凡寒证尤属显然，或外寒者，阳亏于表；或内寒者，火衰于中。诸如前证，但热者多实，而虚热者最不可误，寒者多虚，而实寒者间亦有之，此寒热之在表在里，不可不辨也。

2. 问汗

问汗者，亦以察表里也。凡表邪盛者，必无汗。而有汗者，邪从汗去，已无表邪，此理之自然也。故有邪尽而汗者，身凉热退，此邪去也。有邪在经，而汗在皮毛者，此非真汗也。有得汗后，邪虽稍减，而未得尽去者，犹有余邪。又不可因汗，而必谓其无表邪也，须用脉症而详察之。

凡温暑等证，有因邪而作汗者，有虽汗而邪未去者，皆表证也。总之表邪未除者，在外则连经，故头身或有疼痛；在内则连脏，故胸膈或生躁烦。在表在里，有症可凭；脉紧脉数，有脉可辨。须察其真假虚实，孰微孰甚而治之。

凡全非表证，则或有阳虚而汗者，须实其气；阴虚而汗者，须益其精。火盛而汗者，凉之自愈；过饮而汗者，清之可宁。此汗证之有阴阳表里，不可不察也。

3. 问头身

问其头，可察上下；问其身，可察表里。头痛者，邪居阳分；身痛者，邪在诸经。前后左右，阴阳可辨；有热无热，内外可分。但属表邪，可散之而愈也。

凡火盛于内，而为头痛者，必有内应之症。或在喉舌，或在耳目，别无身热恶寒，在表等候者，此热盛于上，病在里也。察在何经，宜清宜降，高者抑之，此之谓也。若用轻扬散剂，则火必上升，而痛愈甚矣。

凡阴虚头痛者，举发无时，是因酒色过度，或遇劳苦，或逢情欲，其发则甚，此为里证，或精或气，非补不可也。

凡头痛属里者，多因于火，此其常也。然亦有阴寒在上，阳虚不能上达，而痛甚者，其症则恶寒呕恶，六脉沉微，或兼弦细，诸治不效，余以桂、附、参、熟之类而愈之，是头痛之有阳虚也。

眉批：余尝以生料八味丸加磁石坠而纳之，果效。

凡云头风者，此世俗之混名，然必有所因，须求其本，辨而治之。

凡眩晕者，或头重者，可因之以辨虚实。凡病中眩晕，多因清阳不升，上虚而然。如丹溪云：无痰不作晕。殊非真确之论，但当兼形气，分久暂以察之。观《内经》曰：上虚则眩，上盛则热痛，其义可知。至于头重，尤属上虚。《经》曰：上气不足，脑为之不满，头为之苦倾，此之谓也。

凡身痛之甚者，亦当察其表里，以分寒热。其若感寒作痛者，或上或下，原无定所，随散而愈，此表邪也。若有定处，而别无表证，乃痛痹之属，邪气虽亦在经，此当以里证视之，但有寒热之异耳。若因火盛者，或肌肤灼热，或红肿不消，或内生烦渴，必有热症相应，治宜以清以凉。若并无热候，而疼痛不止，多属阴寒，以致血气凝滞而然。《经》曰：痛者寒气多也，有寒故痛也，必温其经，使血气流通，其邪自去矣。

凡劳损病剧，而忽加身痛之甚者，此阴虚之极，不能滋养筋骨而然，营气惫矣，无能为也。

4. 问便

二便为一身之门户，无论内伤外感，皆当察此，以辨其寒热虚实。盖前阴通膀胱之道，而其利与不利，热与不热，可察气化之强弱。凡患伤寒而小水利者，以太阳之气未剧，即吉兆也。后阴开大肠之门，而其通与不通，结与不结，可察阳明之虚实。凡大便热结，而腹中坚满者，方属有余，通之可也。若新近得解，而不甚干结，或旬日不解，而全无胀意者，便非阳明实邪。观仲景曰：大便先硬后溏者，不可攻。可见后溏者，虽有先硬，已非实热，矧夫纯溏而连日得后者，又可知也。若非真有坚燥痞满等症，则原非实邪，其不可攻也，明矣。

凡小便，人但见其黄，便谓是火，而不知人逢劳倦，小水即黄；焦思多虑，小水亦黄。泻利不期，小水亦黄；酒色伤阴，小水亦黄。使非有或淋或痛，热症相兼，不可因黄，便谓之火。余见逼枯汁而毙人者多矣。《经》曰：中气不足，溲便为之变，义可知也。若小水清利者，知里邪之未甚，而病亦不在气分，以津液由于气化，气病则小水不利也。小水渐利，则气化可知，最为吉兆。

大便通水谷之海，肠胃之门户也；小便通血气之海，冲任水道之门户也。二便皆主于肾，本为元气之关，必真见实邪，方可议通议下，否则最宜详慎，不可误攻。使非真实，而妄逐之，导去元气，则邪之在表者，反乘虚而深陷；病因内困者，必因泄而愈亏。所以凡病不足，慎勿强通。最喜者，小便得气而自化，大便弥固者弥良，营卫既调，自将通达，即大便秘结旬余，何虑之有？若滑泄不守，乃非虚弱者所宜，当首先为之防也。

眉批：今不审虚实，妄施通下者比。

5. 问饮食

问饮食者，一可察胃口之清浊，二可察脏腑之阴阳。病由外感，而食不断者，知其邪未及脏，而恶食不恶食者可知。病因内伤，而饮食变常者，辨其味有喜恶，而爱冷爱热者可知。素欲温热者，知阴脏之宜暖；素好寒冷者，知阳脏之可清，或口腹之失节，以致误伤，而一时之权变，可因以辨。故饮食之性情，所当详察；而药饵之宜否，可以因推也。

凡诸病得食稍安者，必是虚证；得食更甚者，或虚或实皆有之。当辨而治之。

6. 问胸

胸即膻中，上连心肺，下通脏腑。胸腹之病极多，难以尽悉。而临症必当问者，为欲辨其有邪无邪，及宜补宜泻也。夫胸腹胀满，则不可用补；而不胀不满，则不可用攻，此大法也。然痞与满不同，当分轻重，重者胀塞中满，此实邪也，不得不攻；轻者但不欲食，不知饥饱，似胀非胀，中空无物，乃痞气耳，非真满也。此或以邪陷胸中者有之，或脾虚不运者有之，病者不知其辨，但见胃气不开，饮食不进，问之亦曰饱闷，而实非真有胀满，此在疑虚疑实之间，若不察其真确，未必不补泻倒施，必多致误，则为害不小。

凡今人病虚证者极多，非补不可。但用补之法，不宜造次。欲察其可补不可补之机，则全在察胸腹之宽否何如，然后以渐而进，如未及病，再为放胆用之，庶无所碍，此用补之大法也。

凡势在危急，难容少缓，亦必先问其胸宽者，乃可骤进。若元气真虚，而胸腹又胀，是必虚不受补之症。若强进补剂，非惟无益，适足以招谤耳。此胸腹之不可不察也。

眉批：若虚胀虚满当补者又不在此例，虚实之间大宜审慎。

7. 问聋

耳虽少阳之经，而实为肾脏之官，又为宗脉之所聚，问之非惟可辨虚实，亦且可知死生。凡人之久聋者，此一经之闭，无足为怪，惟是因病而聋者，不可不辨。其在《热论》篇则曰：伤寒三日，少阳受之，故为耳聋。此以寒邪在经，气闭而然。然以余所验，则未有不因气虚而然者。《素问》曰：精脱者耳聋。仲景曰：耳聋无闻者，阳气虚也。由此观之，则凡病是症，其属气虚者十九，气闭者十一耳。

聋有轻重。轻者病轻，重者病重。若随治渐轻，可察其病之渐退也，进则病亦进矣；若病至聋极，甚至绝然无闻者，此诚精脱之症。余经历者数人矣，皆至不治。

8. 问渴

问渴与不渴，可以察里证之寒热，而虚实之辨，亦从以见。凡内热之甚，则大渴，喜饮冰水不绝，而腹坚便结，脉实气壮者，此阳证也。

凡口虽渴而喜热不喜冷者，此非火证，中寒可知。既非火证，何以作渴？则水亏故耳。

凡病人问其渴否，则曰口渴；问其欲饮汤水否，则曰不欲。盖其内无邪火，所以不欲饮汤水，真阴内亏，所以口无津液。此口干也，非口渴也，不可以干作渴治。

凡阳邪虽盛，而真阴又虚者，不可因其火盛喜冷，便云实热。盖其内水不足，欲得外水以济，水涸精亏，真阴枯也，必兼脉证细察之，此而略差，死生立判。余尝治垂危最重伤寒有如此者，每以峻补之剂，浸冷而服，或以冰水、参附之剂，相间迭进，活人多矣。常人见之，咸以为奇，不知理当如是，何奇之有？然必其干渴燥结之甚者，乃可以参附、凉水并进，若无实结，不可与水。

眉批：此亦热因寒用之意。

9. 因脉色察阴阳

脉色者，血气之影也，形正则影正，形邪则影邪，病生于内，则脉色必见于外。故凡察病者，须先明脉色。但脉色之道，非数言可尽，故得其要，则在乎阴阳虚实，四者而已。四者无差，尽其善矣。第脉法之辨，以洪滑者，为实为阳；微弱者，为虚为阴，无待言也。然仲景曰：若脉浮大者，气实血虚也。陶节庵曰：不论脉之浮沉大小，但指下无力，重按全无，便是阴证。《内经》以脉大四倍以上为关，皆属真虚，此滑大之未必为阳也。形色之辨，以红黄者为实热，青黑为阴寒，而面赤戴阳者，为阴不足，此红赤之未必为实也。总之，求脉之道，当以有力无力辨阴阳，有神无神察虚实。和缓者，乃元气之来；强峻者，乃邪气之至。病值危险之际，但以此察元气之盛衰，邪正之进退，则死生关系，全在乎此，此理极微，谈非容易，姑道其要，以见凡欲诊病者，既得病因，又必须察脉色，辨声音，参合求之，则虚实阴阳，方有真据，否则得此失彼，以非为是。医家之病，莫此为甚，不可忽也。

10. 从气味章神见

凡制方用药，乃医家开手作用第一要着。而胸中神见，必须发泄于此。使不知气味之用，必其药性未精，不能取效，何神之有？此中最有玄妙，勿谓其浅识易知，而勿加之意也。余少年时，每将用药，必逐件细尝，既得其理，所益无限。

气味有阴阳。阴者降，阳者升；阴者静，阳者动；阴者柔，阳者刚；阴者怯，阳者勇；阴主精，阳主气；其于善恶喜恶，皆有妙用，不可不察。

气味之升降。升者浮而散，降者沉而利。宜升者勿降，宜降者勿升。

气味之动静。静者守，而动者走，走者可行，守者可安。

气味之刚柔。柔者纯而缓，刚者躁而急，纯者可和，躁者可劫。而非刚不足以去暴，非柔不足以济刚。

气味之勇怯。勇者直达病所，可赖出奇；怯者用以周全，借其平安。

气味之主气者，有能为精之母，主精者，有能为气之根。或阴中之阳者，能动血中之气；或阳中之阴者，能顾气中之精。

气味有善恶。善者赋性驯良，尽堪择用；恶者气味残狠，何必近之？

气味有喜恶。有素性之喜恶，有一时之喜恶。喜者相宜，取效尤易；恶者见忌，不必强投。

11. 明哲自治

见定虽然事不难，也须明哲毋招怨。

眉批：此节具历练老成之谈，后学所当深识。

明哲二字，为见机自保也。夫医患不明，明则治病何难哉？而所患者，在人情耳。人事之变，莫可名状，如我有独见，岂彼所知，使彼果知，当自为矣，何借于我？而每有病临危剧，尚执浅见，从旁指示曰：某可用，某不可用，重之云太过，轻之言不及，倘一不合意，将必有后言，是当见机之一也。有杂用不专者，朝王暮李，主见不定，即药已相投，而渠不知觉，忽惑人言，舍此慕彼，凡后至者，欲显己长，必谈前短，及其致败，反以嫁谗，是当见机之二也。有病入膏肓，势必难疗，而怜其苦求，勉为举手，当此之际，使非破格出奇，何以济急？倘出奇无功，徒骇人目，事后亦招浮议，是当见机之三也。其或有是非之场，争竞之所，幸灾乐祸，利害所居者，近之恐涉其害，是当见机之四也。有轻医重巫，可无可有，徒用医名，以尽人事，及尚有村鄙之夫，不以彼病为恳，反云为我作兴，吁，诚可哂也，此其相轻孰甚，是当见机之五也。有议论繁杂者，有亲识要功者，有内情不协者，有任性反复者，皆医中最忌，是当见机之六也。凡此六者，皆当默识，而惟缙绅之间，尤当加意，盖恐其不以为功，而反以为罪，何从辨哉。此虽曰吾尽吾心，非不好生，然势不我由者，不得不见机进止，此明哲自治，所必不可少也。

卷之四

切诊一

原脉体用见后《附余》

脉取寸口之义

《经脉别论》曰：食气入胃，经气归于肺，肺朝百脉，气归于权衡，权衡以平，气口成寸，以决死生。

《营卫生会》篇云：人食气于谷，谷入于胃，以传于肺，五脏六腑，皆以受气，其清者为营，浊者为卫，营行脉中，卫行脉外。

《难经》云：寸口者，脉之大会，手太阴之动脉也。

慎庵按：人之脏腑、气血、经脉、骨髓，皆有所会，名曰八会，而脉之大会，在于太渊，即手太阴动脉，在掌后陷中。

吴草庐曰：寸关尺，辄名心脉、肺脉、肝脉、脾脉、肾脉者，非也。此手太阴肺经之动脉，分其部以候他脏之气耳。李时珍曰：非五脏六腑所居之处也。脉行始于肺，终于肝，而复会于肺。肺为气所出入之门户，故名曰气口，而为脉之大会，以占一身焉。

释寸口、气口、脉口

张景岳曰：愚按寸口、气口、脉口之义，历考经文，乃统两手而言，非独指两寸为寸口，右手为气口也。肺主诸气，气之盛衰见于此，故曰气口；脉朝百脉，脉之大会聚于此，故曰脉口；脉出太渊，其长一寸九分，故曰寸口。是名虽三，而实则手太阴肺经一脉也。王叔和未详经旨，突谓左为人迎，右为气口。左手寸口，人迎以前；右手寸口，气口以前等说，以致后人，俱指两寸为寸口，右关为气口，而不复知统两手而言矣。自晋及今，以讹传讹，莫可解救也。

慎庵按：张仲景《伤寒论》《金匮要略》中所言

寸口，皆统三部而言，亦未尝专指寸脉而言也。张说为是。

析寸关尺

《二难》曰：从关至尺，是尺内，阴之所治也。从关至鱼际，是寸口内，阳之所治也。然则关之前曰寸，关之后曰尺，而所谓关者，乃间于尺寸之间，而为阴阳之界限，正当掌后高骨处是也。

滑伯仁曰：手太阴之脉，由中焦出行，一路直至两手大指之端，其鱼际后一寸九分，通谓之寸口；于一寸九分之中，曰寸，曰尺，而关在其中矣。其所以云尺寸者，以内外本末，对待为言，而分其名也。

蔡氏云：自肘中至鱼际，得同身寸之一尺一寸。自肘前一尺，为阴之位，鱼际后一寸，为阳之位。太阴动脉，前不及鱼际横纹一分，后不及肘中横纹九寸，故古人于寸内，取九分为寸；尺内，取一寸为尺，以契阳九阴十之数。

《脉经》曰：阳出阴入，以关为界。阳出三分，阴入三分，故曰三阴三阳。阳生于尺，动于寸；阴生于寸，动于尺。寸主射上焦，头及皮毛竟手；关主射中焦，腹及腰；尺主射下焦，少腹至足。

三部九候

《三部九候论》云：人有三部，部有三候，以决死生，以调虚实，而除邪疾。上部天，两额之动脉。当颔厌之分，足少阳脉气所行也。上部地，两颊之动脉。即地仓大迎之分，足阳明脉气所行也。上部人，耳前之动脉。即和髎之分，手少阳脉所行也。中部天，手太阴也。掌后寸口动脉，经渠之次，肺经脉气所行也。中部地，手阳明也。手大指、次指歧骨间动脉，合谷之次，大肠经脉气所行也。中部人，手少阴也掌后锐骨下动脉，神门之次，心经脉气所行也。下部天，足厥阴也。气冲下三寸动脉，五里之分，肝经脉气所行也。卧而取之，女子取太冲，在足大趾本节后二寸陷中是也。下部地，足少阴也。内踝后跟骨旁动脉，太溪之分，肾经脉气所行。下部人，足太阴也。鱼腹上越筋间动脉，直五里下箕门之分，沉取乃得，脾经脉气所行也。若胃气欲候者，当取足跗上之冲阳。故下部之天以候肝，地以候肾，人以候脾胃之气；中部天以候肺，地以候胸中之气，人以候心；上部天以候头角之气，地以候口齿之气，人以候耳目之气。三而三之，合则为九，九分为九野，九野为九脏。故神脏五，形脏四，合为九脏。神脏五，以五脏藏神，故曰神脏；形脏四，即头角、耳目、口齿、胸中，共为九脏。

按：此上古三部九候诊法，以人身上中下三停分三部，三而三之，合为九候也。

《十八难》曰：脉有三部九候，然三部者，寸关尺也；九候者，浮中沉也。上部法天，主胸以上至头之有疾也；中部法人，主膈下至脐之有疾也；尺为下部，法而应乎地，主脐以下至足之有疾也，审而刺之者也。

按：此越人专以寸口寸关尺为三部，三部俱有浮中沉之三候，三而三之，合成九也。今人之所遵守者，以其简捷不复知有古法矣。

附：十二经动脉

手太阴肺脉，动中府、云门、天府、侠白。

手阳明大肠脉，动合谷、阳溪。

足阳明胃脉，动冲阳。在足大趾、次趾陷中，为内庭，上内庭五寸，是即仲景所谓趺阳脉是也。

足太阴脾脉，动箕门、冲门。在期门下尺五寸。

手少阴心脉，动极泉。臂内腋下筋间。

手太阳小肠脉，动天窗。在颈侧大筋间，曲颊下。

足太阳膀胱脉，动委中。在膝后。

足少阴肾脉，动太溪。在踝后跟骨上。

手厥阴心包络，动劳宫。在掌中屈中指尽处。

手少阳三焦脉，动禾髎。在耳前。

足少阳胆脉，动听会。在耳前陷中。

足厥阴肝脉，动太冲、五里、阴廉。

六部脏腑分属定位

《脉要精微论》云：尺内两旁，则季胁也。尺外以候肾，尺里以候腹。中附上，言附尺之上而居中者，即关脉也，左外以候肝，内以候膈；右外以候胃，内以候脾。上附上，言上而又上，即寸脉也，右外以候肺，内以候胸中；左外以候心，内以候膻中即心包络；前以候前，后以候后。上竟上者，胸喉中事也；下竟下者，少腹、腰股、膝胫、足中事也。

李士材曰：《内经》出胸腹膈三字，配寸关尺，腑不及胆者，寄于肝也；不及大肠、小肠、膀胱者，统于腹中也。

张路玉曰：寸关分左右，尺独不分者，一皆主乎肾也，肾为先天一气之始，故首言也。

徐春甫曰：内外每部，有前后半部之分也，脉之上至，应前半部，为外；脉之下至，应后半部为内。一指前后分内外。概而言之，脏腑近背之阳位者，以前半部候之；近腹之阴位者，以后半部候之。

张景岳曰：观易卦六爻，凡画卦者，自下而上，上三爻为外卦，下三爻为内卦，则其上下内外之义明矣。又有以浮取为外，沉取为内，于义亦通。

滑伯仁曰：左尺主小肠、膀胱、前阴之病，右尺主大肠、后阴之病。

《灵枢》曰：宗气出于上焦，营气出于中焦，卫气出于下焦。上焦在于膻中，中焦在于中脘，下焦在于脐下阴交。故寸主上焦，以候胸中；关主中焦，以候膈中；尺主下焦，以候腹中。此定诊也。此三焦分诊于寸关尺也。

慎庵按：以上诊法，五脏定位，出于《素问》。三焦包罗乎五脏六腑之外，是一大腑，故《经》名孤腑，当依上中下，分诊于寸关尺，此从《灵枢》也。膻中即心包络。《经》云：诸邪之在于心也，皆在于心之包络，是代心受邪之脏，是即心也。故《素问》首及之，而诊同于左寸。命门在十四椎之下，下至上，在七椎之上，介乎两肾之中，正当上下左右之中，其位象极，名为丹田，是先天真阳之窟宅，而为肾经之腧穴，故候右尺之元阳，即所以候命门也。至于六腑，《经》文首揭胃腑，余俱略而不言，但以胸膈腹三字该之者，以胃为十二经脉之化原，五脏六腑，皆禀气于胃，顾胃腑于诸经，岂不重而且大乎？此皆本之于《内经》，为诊家之定法，历万世而不移易者也。余大小肠、胆与膀胱四经部位，未经《内经》指明，致起后世之疑，议者纷纷不一。以胆属木，而附于肝，分属左关同诊。膀胱与肾俱属水，分诊于左尺。至大小肠二腑，或从两寸，或从两尺，未有定诊。余著《存疑》一则，附见于后，就有道者正焉。

存疑见后《附余》

下指法

卢子由曰：诊法多端，全凭指法捷取。盖人之中指，上两节长；无名食指，上两节短，参差不齐。若按尺，排指疏，则逾越一寸九分之定位；排指密，又不及寸关尺之界分。齐截三指，斯中指翘出，而节节相对，节无不转，转无不活，此别左右，分表里，推内外，悉五层，候浮中沉，此三指法也。以中指并齐食指，去无名指；以中指并齐无名指，去食指，亦节无不转，此衡寸口，权尺中，齐上下，推下上，推上下，均前后，两指法也。至若左人迎，右气口，候十二脏腑定位，如以右食指，切左寸脏心，腑小肠；右中指，切左关脏肝，腑胆；右无名指，切左尺脏肾，腑膀胱；如以左食指，切右寸脏肺，腑大肠；左中指，切右关脏脾，腑胃；左无名指，切右尺脏命门，腑三焦，此遵古诊，惟此右尺不可依此，当遵前条《经》文。咸用指端举按，别脏别腑，此单指法也。虽可三指并齐，及其定位，专指举按，固得其真，不若独指之无牵带，别有低昂也。第惟食指肉薄而灵，中指则厚，无名指更厚且木，是必指端棱起如线者，名曰指目，以按脉中之脊，无论洪大弦革，即小细丝微，咸有脊焉，真如目之视物，妍丑毕具，故古人称诊脉，曰看脉，可想见其取用矣。每见惜指甲之修长，用指厚肉分，或指节之下，以凭诊视者，真不啻目生颈腋胸胁间矣。

下指有轻重

《五难》曰：脉有轻重何谓也？然初持脉，如三菽豆也之重，与皮毛相得者，肺部也。如六菽之重，与血脉相得者，心部也。如九菽之重，与肌肉相得者，脾部也。如十二菽之重，与筋平者，肝部也。按之至骨，举指来疾者，肾部也。故曰轻重也。

滑伯仁曰：取脉之要有三：曰举、曰按、曰寻。轻手循之曰举，重手取之曰按，不轻不重，委曲求之曰寻。初持脉，轻手按之，脉见皮肤之间者，阳也，腑也，亦心肺之应也。重手按之，附于肉下，近于筋骨间，阴也，脏也，亦肾肝之应也。不轻不重，中而候之，其脉得于肌肉间者，阴阳相通，中和之象，脾胃之应也。若浮中沉之不见，则委曲而求之，所谓寻也。若隐若见，则阴阳伏匿之脉也，三部皆然。一云：举必先按之，按则必先举之，以举物必自下而上，按物必自上而下也。

诊视大法

《脉要精微论》云：诊法常以平旦，阴气未动，阳气未散，饮食未进，经脉未盛，络脉调匀，气血未乱，故乃可诊有过之脉。脉不得中，而有过失也。

凡诊先以三指齐按，所以察其大纲，如阴阳表里，统体而言，上下来去，长短溢脉覆脉之类是也。后以逐指单按，所以察其部分。每部下指，先定经脉时脉，以审胃气，分表里寒热虚实，辨气分血分，阴阳盛衰，脏腑所属。浮候中候沉候，以消息之断病，何部异于众脉，便属此部有病；候其盛衰之极者，以决之，在上上病，在下下病，左曰左病，右曰右病。

《平人气象论》云：持脉有道，虚静为保。以脉之理微，非静心神，忘外虑，均呼吸，不能得也。故人之息未定，不可以诊；己之息未定，亦不可以诊。夫意逐物移，念随事乱，谓能察认隐微，有是理乎？故必虚其心，静其志，纤微无间，而诊道斯为全矣，保不失也。

七诊

《三部九候论》云：察九候，独小者病，独大者病，独疾者病，独迟者病，独热者病，独寒者病，张注云：谓其或在上，或在下，或在表，或在里之不同也，独陷下者病。沉伏不起也。

《举要》云：脉有七诊，曰浮中沉，上下左右，消息求寻浮以候表，沉以候里，中以候胃气。上下，即寸与尺，此概两手六部而言也；左右，左手右手也，一说上下、左右，即《脉要精微论》所云：左外以候心，右外以候肺。上竟上者，胸喉中事也；下竟下者，少腹、腰股、膝胫、足中事也。此节与前诊视大法参看。

脉审上下来去

《脉要精微论》云：上盛寸部则气高，邪壅于上，故为喘满，下盛关尺也则气胀。来疾去徐，上实下虚，为厥巅疾阳厥巅顶之疾；来徐去疾，上虚下实，为恶去声风也。故中恶风者，阳气受也。上下皆指寸尺而言，下“恶”字入声。

张仲景曰：初持法，来疾去迟，此出疾入迟，名曰内虚外实也。初持脉，来迟去疾，此出迟入疾，名曰内实外虚也。

滑伯仁曰：脉有上下来去至止，不明此六字，则阴阳虚实不别也。上者为阳，来者为阳，至者为阳；下者为阴，去者为阴，止者为阴。上者，自尺部上于寸口，阳生于阴也；下者，自寸口下于尺部，阴生于阳也。来者，自骨肉之分，而出于皮肤之际，气之升也；去者，自皮肤之际，而还于骨肉之分，气之降也。应曰至，息曰止也。

吴鹤皋曰：脉有上下，是阴阳相生，病虽重不死；脉有来去，是表里交泰，病虽重必起；脉无上下来去，死无日矣。

汪子良曰：来以候外，去以候内。来实去虚，主病在外；来小去大，主病在内。

推求上下内外察病法

《脉要精微论》云：推而外之，内而不外，有心腹积也。

张注云：推，音吹，诸释作推动之推者，非也。此言察病之法，当推求于脉，以决其疑似也。凡病若在表，而欲求之于外矣，然脉则沉迟不浮，是在内而非外，故知其心腹之有积也。

推而内之，外而不内，身有热也。

张云：凡病若在里，而欲推求于内矣。然脉则浮数不沉，是在外而非内矣，故知其身之有热也。

推而上之，上而不下，腰足清也。

张云：凡推求于上部，然脉止见于上，而下部则弱，此以有升无降，上实下虚，故腰足为之清冷也。

推而下之，下而不上，头项痛也。

张云：凡推求于下部，然脉止见于下，而上部则亏，此以有降无升，清阳不能上达，故为头项痛也。或以阳虚而阴凑之，亦为头项痛。

按之至骨，脉气少者，腰脊痛而身有痹也。

张云：按之至骨，沉，阴胜也。脉气少者，气血衰也。正气衰而阴气盛，故为是病。

因形气以定诊

《汇辨》云：人之形体，各有不同，则脉之来去，因之亦异，不可执一说，以概病情也。何则？肥盛之人，气居于表，六脉常带浮洪；瘦小之人，气敛于中，六脉常带沉数；性急之人，五至方为平脉；性缓之人，四至便作热医。此句未妥，亦须合症而诊。身长之人，下指宜疏；身短之人，下指宜密。北方之人，每见实强；南方之人，恒多软弱。少壮之人，脉多大；老年之人，脉多虚。醉后之脉常数，饮后之脉常洪。室女尼姑多濡弱，婴儿之脉常七至。故《经》曰：形气相得者生，三五不调者死。更有说焉，肥盛人虽曰浮洪是其常，使肌肉过于坚厚，则其脉来，势不能直达于皮肤，反欲重按乃见，徒守浮洪之说，以轻手取之，则模糊细小，竟不能测；瘦小之人，虽曰沉数是其常，使肌肉过于浅薄，则其脉来，即呈于皮肤，反可浮取而知。性急之人，脉数是其常，当从容无事，亦近舒徐；性缓之人，脉迟是其常，值倥偬多冗，亦随急数。北人脉强是其常，或累世膏粱，或母系南产，亦未必无软弱之形；南人脉弱是其常，或先天禀足，或习耐劳苦，亦间有实强之状，少壮脉大是其常，夭促者多见虚细；老年脉虚是其常，期颐者更为沉实。室女尼姑，濡弱者是其常，或境遇优游，襟怀恬淡，脉来亦定冲和。婴儿气禀纯阳，急数者是其常；或质弱带寒，脉来亦多迟慢。以此类推，则人固有一定之形气，形气之中，又必随地转移，方能尽言外之妙也。

脉审阴阳顺逆

《平人气象论》有云：脉从阴阳，病易已；脉逆阴阳，病难已。

《约注》云：春夏洪大为顺，沉细为逆；秋冬沉细为顺，洪大为逆。男子左大为顺，女子右大为顺。凡外感证，阳病见阳脉为顺，阳病见阴脉为逆，阴病见阳脉亦为顺。内伤证，阳病见阳脉为顺，阳病见阴脉为逆，阴病见阴脉为顺，阴病见阳脉为逆也。

《灵枢·动输》篇云：阳病而阳脉，小者为逆；阴病而阴脉，大者为逆。

《约注》云：阳证脉宜浮大，小为阳证见阴脉；阴证脉宜沉细，大为阴证见阳脉。

张路玉曰：阴阳，死生之大端，不出大、浮、数、动、滑为阳，沉、涩、弱、弦、微为阴之总纲。仲景言伤寒，阴病见阳脉者生，阳病见阴脉者死，可以推卒病之逆顺，亦可广诸病之死生。

孙对薇曰：阴根于阳，阳根于阴。表属阳，以活动为性体，而有静顺之阴在内；里属阴，以静顺为性体，而有活动之阳在中，乃相依倚也。若表脉惟散尖洪大，里脉惟蹇迟细小，乃阴阳不相和，各盛于本位。当收敛表阳，使根于内；温和里阴，使根于外。有表涩下，而里冲上者，在外为阳气不升，在内为阴火冲发；有表蹇涩，而里洪数者，此阴乘阳，阳乘阴也。又云：尖数在下，而不见平阔之体，此阳极也，当下之；平阔在上，而不见尖数之体，此阴胜也，当升之。

脉有五逆

《灵枢·玉版》篇云：诸病皆有逆顺。腹胀、身热、脉大，是一逆也。腹鸣而满，四肢清冷泄，其脉大，是二逆也。衄而不止脉大，是三逆也。皆为阴证见阳脉。咳且溲小便血，脱形，其脉小劲，小不宜劲，是四逆也。咳脱形，身热，脉小以疾，小不宜疾，是谓五逆也。如是者，不过十五日而死矣。其腹大胀，四末清，脱形泄甚，是一逆也。腹胀便血，其脉大时绝，是二逆也。咳上溲血下，形肉脱外，脉搏内，是三逆也。呕血，胸满引背，脉小而疾，虚而火盛，是四逆也。咳呕上，腹胀中，且餐泄下，其脉绝，是五逆也。如是者，不过一时而死矣。

《灵枢·五禁》篇曰：何谓五逆？热病脉静，阳证见阴脉，汗已出，脉盛躁，病不为汗衰，是一逆也。病泄，脉洪大，是二逆也。着痹不移，䐃肉破，身热，脉偏绝，是三逆也。淫而夺形，身热，色夭然白，及后下血衃凝血，血衃重笃，是四逆也。寒热夺形，脉坚搏，真脏脉见，是谓五逆也。

四塞脉

《至真要大论》云：春不沉，夏不弦，冬不涩，秋不数，是谓四塞。

吴注云：言脉虽待时而至，若春至而全无冬脉，夏至而全无春脉，己虽专王，而早绝其母气，是五脏不相贯通也。

又曰：参见曰病，复见曰病，未去而去曰病，去而不去曰病。

吴注云：一部而参见诸部，此乘侮交至也。既见于本部，复见于他部，此淫气太过也。未去而去，为本气不足，来气有余；去而不去，为本气有余，来气不足。王注：复见，谓再见已衰、已死之气也。

脉贵有神

李东垣曰：脉之不病，其神不言，当自有也；

脉既病，当求其中神之有与无焉。如六数七极，热也，脉中有力，即有神也。三迟二败，寒也，脉中有力，即有神也。热而有神，当泄其热，则神在焉；寒而有神，当去其寒，则神在矣。寒热之脉，无力无神，将何恃而泄热去寒乎？苟不知此，而遽泄之去之，将何依以生，所以十亡八九。故《经》曰：脉者，血气之先。血气者，人之神，可以不谨养乎？可不察其有无乎？

按：东垣此论，深达至理，但以有力二字言有神，恐不足尽有神之妙。王执中曰：有神者，有力中带光泽润滑也，于解进矣。萧子颙歌云：轻清稳厚肌肉里，不离中部象自然，则又有进焉。

脉贵有根

《难经》曰：上部有脉，下部无脉，其人当吐，不吐者死。胸腹有物填塞，故吐之则愈，若无物可吐，则阴绝于下也。上部无脉，下部有脉，虽困无能为害。所以然者，人之有尺，譬如草之有根，枝叶虽枯槁，根本将自生。木有根本，人有元气，故知不死。

《八难》曰：寸口脉平而死者，何谓也？然诸十二经脉，皆系于生气之原，所谓生气之原者，谓十二经之根本也，谓肾间动气也，此五脏六腑之本，十二经脉之根，呼吸之门，三焦之原，一名守邪之神。言其能建中立本，育气固形，使诸邪不能伤其身，守其内而卫其外者也，故云。故气者，人之根本也，根绝则茎叶枯矣。寸口脉平而死者，生气独绝于内也。

脉无根有二说

《汇辨》云：一以尺中为根。叔和云：寸关虽无，尺犹不绝，如此之流，何忧殒灭？盖因其有根也。若肾脉独败，是无根矣，安望其发生乎？一以沉候为根。《经》曰：诸浮脉无根者皆死，是为有表无里，孤阳不生，盖阴阳互为其根，使阴既绝矣，孤阳岂能独存乎？尺为肾部，而沉候之六脉，皆肾也。滑氏曰：沉候亦肾肝之应，见前。要知两尺之无根，与沉取之无根，总属肾水涸绝，而无资始之原，宜乎病之重困矣。

浮中沉候五脏说

王宗正曰：诊脉之法，当从心肺俱浮，肝肾俱沉，脾在中州，则与叔和之守寸关尺，寄位以候五脏六腑之脉者，不大相径庭乎？岂知宗正亦从经文“诸浮脉无根者皆死”之句悟入，遂谓本乎天者亲上，本乎地者亲下，心肺居于至高之分，故应乎浮；肝肾处乎至阴之位，故应乎沉；脾胃在中，故以中候候之。然能与叔和之法，参而用之，正有相成之妙。

诊足脉冲阳、太溪、太冲三脉

《汇辨》云：凡伤寒危迫，手脉难明，须察足脉。不知者竞相哗笑，予请陈其说焉。《经》曰：治病必求于本。本之为言，根也，源也。而本有先后天之辨，先天之本在肾，而太溪一穴，在足内踝后五分，跟骨上动脉陷中，此足少阴所注为腧地也；后天之本在脾，而冲阳一穴，在足趺上五寸，高骨间动脉，去陷谷二寸，此足阳明所过，为原之地也。

诊太溪以察肾气之盛衰，诊冲阳以审胃气之有无，两脉既在，他脉可勿问也。妇人则又独重太冲者，太冲应肝，在足指本节后二寸陷中。盖肝者，东方木也，生物之始，又妇人主血，而肝为血海，此脉不衰，则生生之机，犹可望也。

脉以胃气为本

《玉机真脏论》云：脉弱以滑，是有胃气。

《终始》篇云：邪气来也，紧而疾；谷气来也，徐而和。是皆胃气之谓。

张景岳曰：大都脉代时宜，无太过，无不及，自有一种雍容和缓之状，便是胃气之脉。

《平人气象论》曰：春胃微弦曰平，弦多胃少曰肝病，但弦无胃曰死，胃而有毛曰秋病，毛甚曰今病。夏胃微钩曰平，钩多胃少曰心病，但钩无胃曰死，胃而有石曰冬病，石甚曰今病。长夏胃微软弱曰平，弱多胃少曰脾病，但代无胃曰死，软弱有石曰冬病，石甚曰今病。秋胃微毛曰平，毛多胃少曰肺病，但毛无胃曰死，毛而有弦曰春病，弦甚曰今病。冬胃微石曰平，石多胃少曰肾病，但石无胃曰死，石而有钩曰夏病，钩甚曰今病。秋病，至秋而病，以胃尚存。今病，即病也，无胃气故也，余仿此。

《玉机真脏论》云：胃者五脏之本。脏气不能自致于手太阴，必因于胃气，乃致于手太阴也。无胃者，非无胃也，邪夺之也，邪夺之，则胃不至，而真脏反至也。

凡脉缓而和匀，不浮不沉，不大不小，不疾不徐，不长不短，应手中和，意思欣欣，悠悠扬扬，难以名状者，此真胃气脉也。

盛启东曰：举按坚强，搏击有力，或微渺在骨，按不可得，胃气绝也。

朱改之曰：脉健旺者，按之柔和；微弱者，按之应指，便是胃气；合微弦微钩以观，自得之矣。

五脏平脉

心脉浮大而散，心合血脉，心随血脉而行，持脉如六菽之重，按至血脉而得者为浮；稍稍加力，脉道粗者为大，又稍加力，脉道阔濡者为散。肺脉浮涩而短，肺合皮毛，肺脉循皮毛而行，持脉如三菽之重，按至皮毛而得者为浮；稍稍加力，脉道不利为涩；又稍加力，不及本位曰短。肝脉弦而长，肝合筋，肝脉循筋而行，持脉如十二菽之重，按至筋，脉道如筝弦为弦；次稍加力，脉道迢迢者为长。脾脉缓而大，脾合肌肉，脾脉循肌肉而行，持脉如九菽之重，按至肌肉，如轻风微扬柳梢为缓；稍稍加力，脉道敦实者为大。肾脉沉而软滑，肾合骨，肾脉循骨而行，按至骨而得者为沉；次重按之，脉道无力为软；举指来疾，流利者为滑。

滑伯仁曰：此五脏平脉，要须察之，久久成熟，一遇病脉，自然可晓。《经》曰：先识经脉，而后识病脉，此之谓也。

时脉

《玉机真脏论》曰：春脉者肝也，东方木也，万物之所以始生也，其气来软弱轻虚而滑，端直以长，故曰弦，反此者病。其气来实而强，此为太过，病在外；其气来不实而微，此谓不及，病在中。太过则善怒，忽忽眩冒而巅疾；不及则胸痛引背，下则两胁胠满。忽忽不爽也，眩目视如转也。胠，音区，腋下胁也。

夏脉者心也，南方火也，万物之所以盛长也，其气来盛去衰，故曰钩，反此者病。其气来盛去亦盛，此为太过，病在外；其气来不盛，去反盛，此为不及，病在中。太过则身热肤痛，为浸淫；不及则烦心，上见咳唾，下为气泄。

秋脉者肺也，西方金也，万物之所以收成也，其气来轻虚以浮，来急去散，故曰浮，反此者病。其气来毛而中央坚，两旁虚，此为太过，病在外；其气来毛而微，此为不及，病在中。太过则气逆而背痛；不及则喘，呼吸少气而咳，上气见血，下闻病音。

冬脉者肾也，北方水也，万物之所以合藏也，其气来沉而搏，故曰营，反此者病。其气如弹石者，此为太过，病在外；其去如数者，此为不及，病在中。太过则解㑊，脊脉痛而少气，不欲言；不及则心悬如病饥，眇中清，脊中痛，少腹满，小便变。

眇，音渺，季胁之下，挟脊两旁空软处。肾外当眇，故眇中清冷也。解㑊者，热不热，寒不寒，壮不壮，弱不弱，即倦怠无力不欲食是也。脾脉者土也，孤脏以灌四旁者也，善者不可得见，恶者可见。其来如水之流者，此谓太过，病在外；如鸟之喙者，此谓不及，病在中。太过则四肢不举，不及则九窍不通。

张三锡曰：时脉者，谓春三月俱带弦，夏三月俱带洪，秋三月俱带浮，冬三月俱带沉。脏脉平，胃脉又应四时，乃无病者也，反此病矣。太过病在外，是外感邪气也；不及病在中，是内伤正气也。

张路玉曰：春脉弦，见于人迎，肝气自旺也。设反见于气口，又为土败木贼之兆，或左右关虽弦，而小弱不振，是土衰木萎，法当培土荣木。设用伐肝之剂，则脾土愈困矣。或肝病证剧，六部绝无弦脉，是脉不应病，亦不可治。举此以为诸脉之例，不独肝脏为然也。夏脉钩，见于左寸，包络之火自旺也，或并见于右寸，火乘金位也。脾脉缓，诸部皆缓，而关部独盛，中宫湿热也；诸部皆缓，寸口独滑，膈上有痰也；诸部皆缓，两尺独显弦状，岂非肝肾虚寒，不能生土之候乎。肺脉毛，昔人以浮涩而短为平脉，意谓多气少血，脉不能滑，不知独受营血之先，营行脉中之第一关隘，若肺不伤燥，必无短涩之理，即感秋燥之气，亦肺病耳，非肺气之本燥也。若诸部皆毛，寸口独不毛者，阳虚浊阴用事，兼挟痰气于上也。诸部不毛，气口独毛者，胃虚不能纳食，及为泄泻之征也。肾脉石，若诸脉不石，左寸独石者，水气凌心之象，右关独石者，沉寒伤胃之象也。

脉逆四时此即克贼脉也

《玉机真脏论》曰：脉从四时，谓之可治；脉逆四时，为不可治。所谓逆四时者，春得肺脉，夏得肾脉，秋得心脉，冬得脾脉，其至皆悬绝沉涩者，名曰逆四时也。未有脏形。于春夏而脉沉涩，秋冬而脉浮大，名曰逆四时也。王注：未有，谓未有脏脉之形状也。

春脉弦，得洪脉，至夏死；得涩脉，至秋死；得石脉，至冬死。以真脏之气先泄也。

丹源子曰：然必曰悬绝沉涩者，正见此等脉，与常脉迥别。故不悬绝者，不可遽云死也，且其死，亦有期。按仲景云：二月得毛脉，至秋当死，是必待所胜者旺而后死也。又按《平人气象论》所云，春胃而有毛，曰秋病，毛甚曰今病等云云，是又以春与秋互对，夏与冬互对，与此稍不同，而皆不曰死，亦谓其不悬绝也。学者再取其病证参之，益了然矣。大抵春夏忌沉涩，秋冬忌浮大，此其要耳。

五脏平病死脉《平人气象论》

平心脉来，累累如连珠，如循琅玕，曰心平。琅玕，音郎干，玉之有光似珠者，言盛满滑利也。夏以胃气为本，病心脉来，喘喘连属，急促相仍，其中微曲曰心病。死心脉来，前曲后居，轻取坚强不柔，重取牢实不动，如操带钩，曰心死。

平肺脉来，厌厌聂聂，众苗齐秀之貌，如落榆荚，曰肺平。浮薄而轻虚。秋以胃气为本，病肺脉来，不上不下，往来涩滞，如循鸡羽，曰肺病。死肺脉来，如物之浮，空虚无根，如风吹毛，散乱无绪，曰肺死。

平肝脉来，软弱招招，犹迢迢也，如揭长竿末梢，曰肝平，梢必柔软，即和缓弦长之义，春以胃气为本。病肝脉来，盈实而滑，如循长竿，曰肝病。坚劲无梢之和缓。死肝脉来，急益劲，如新张弓弦，曰肝死。

平脾脉来，和柔相离，如鸡践地，曰脾平，长夏以胃气为本。病脾脉来，实而盈数，如鸡举足，曰脾病，轻疾不缓。死脾脉来，锐坚如鸟之喙，如鸟之距，如屋之漏，如水之流，曰脾死。后二句，言点滴无伦，去而不返也。

平肾脉来，喘喘累累如钩，按之而坚，曰肾平，冬以胃气为本。病肾脉来，如引葛，坚搏牵连，按之益坚，曰肾病。死肾脉来，发如夺索，辟辟音劈如弹石，曰肾死。

按:《十五难》所载，平病死脉，与《本经》各有异同，学者当以《本经》为正。

脉有溢覆关格此阴阳相乘之脉

《三难》曰：关之前，阳之动也，脉当九分而浮，过者法曰太过，减者法曰不及，遂上鱼为溢，为外关内格，此阴乘之脉也。关以后，阴之动也，脉当一寸而沉，过者法曰太过，减者法曰不及，遂入尺为覆，为内关外格，此阳乘之脉也，故曰覆溢，是其真脏之脉，人不病而死也。

庞安常曰：寸倍尺为溢脉，一名外关，关以上，外脉也，阴拒阳而出，名曰内格。自关以上，溢于鱼际，而关以后，脉伏行，阴壮乘阳，而阳竭则死，是寸口四倍于人迎。尺倍寸为覆脉，一名内关，关以下，内脉也，阳拒阴而入，名外格。自关以下，覆入尺泽，而关以前，脉伏行，阳亢乘阴，而阴竭亦死，是人迎四倍于寸口。

脉有伏匿

《二十难》曰：阴阳更相乘，更相伏也。脉居阴部，而反阳脉见者，为阳乘阴也。脉虽时沉涩而短，此谓阳中伏阴也。脉居阳部，而反阴脉见者，为阴乘阳也。脉虽时浮滑而长，此谓阴中伏阳也。

张注云：尺部而见阳脉，乃阳乘于阴。阳脉之中，虽时沉涩而短，此乃阳中伏阴。寸部而见阴脉，乃阴乘于阳也。阴脉之中，虽时浮滑而长，此乃阴中伏阳也。

禀赋脉

六阳脉，六部健旺；六阴脉，六部如丝。

仁斋曰：阳脉虽病寒常浮洪，阴脉虽病热常微细。

钱君颖曰：禀阳脏者，便燥，能饮冷，恶辛辣，不受补剂，畏热喜凉。禀阴脏者，便溏，喜饮热，饮冷即泻，喜辛辣，畏冷。

肥人脉沉瘦人脉浮

张三锡曰：人肥白，脉多沉弱而濡，或滑，以形盛气虚，多湿痰故耳。人黑瘦，脉多数疾，或弦，以阴水不足，火常盛故耳。

滑伯仁曰：男子尺脉常弱，女子尺脉常盛。

朱丹溪曰：男子寸盛而尺弱，女子尺盛而寸弱。

参黄子曰：男子以阳为主，女子以阴为主也。

吴鹤皋曰：神气充实，一手或两手脉上鱼际必寿，素无此脉，一旦见者，阴乘阳也，为逆气喘息。

反关脉

《内经》曰：脾脉外鼓沉为肠澼，久自已。胃脉外鼓大为鬲，偏枯。

王启玄注云：外鼓，谓不当尺寸而鼓击于臂外。

邹丹源曰：此即反关脉，谓其不行于关上，而见于关外，故曰反关也。其部位取法，亦与正同，然有两手俱反者，有只一手反者。《内经》此节，特脾胃一部之主法，若心肺肝肾，亦可以三隅反矣。然溯其所自，亦不外乎肺朝百脉之义，但其所致，必有所由，或赋形之初，偶有感变，而致脉道易位者，此先天之变也，或形生之后，因惊仆，因病药，而脉道外走者，此后天之失也。

附记：孙兆诊开宝寺僧，左手无脉，乃转左臂上得之，而息至如常。孙曰：意是少年时，曾有惊仆，震动心神，故脉道外移，则不能复，今气血已定，自不复归，非有病也。僧曰：然，某襁褓时，两受仆，皆几死，今宜脉之失道，非有疾也。闻公神于医，聊试耳。

反诊脉

《脉经》曰：寸口脉沉着骨，反仰其手，乃得之，此肾脉也，动苦少腹痛，腰体瘦，癫疾。刺肾俞入七分，又刺阴维入五分。

慎庵按：此乃反诊之脉，非反关也。反仰其手，谓仰医者之手，非仰病人之手也。古人诊病，必仰病人之手而诊，医者覆其手以候，惟反诊异是，覆其病人之手，医者乃仰手而取，则得其脉矣。此外惟南北二政之岁，三阴司天在泉，尺寸有不应者，反其诊则见矣。不应者，脉极沉不应诊也，覆病人手诊之，则脉见，非无脉也，舍此之外，无覆手之诊。南北政不应之诊，附见于后。

南北政司天在泉不应之诊

《汇辨》云：南北二政，其面不同，司天在泉，移位相从。甲己之岁，是为南政。三阴司天，则寸不应；三阴在泉，则尺不应。乙庚、丙辛、丁壬、戊癸，斯八岁者，皆曰北政。三阴司天，则尺不应；三阴在泉，则寸不应。南政之岁，厥阴司天，则右不应；太阴司天，则左不应。北政之岁，厥阴在泉，则右不应；太阴在泉，则左不应；不应之位，皆少阴也。诸部不应，反诊较之。

不应之脉，皆在两寸两尺，一为手少阴心经，一为足少阴肾经也。凡南政之应在寸者，则北政应在尺；北政之应在寸者，则南政应在尺。值此不应之脉，乃岁运合宜，命曰天和之脉，不必求治，若误治之，反伐天和矣。

不应有尺寸反左右交

尺当不应，而反浮大；寸当浮大，而反沉细；寸当不应，而反浮大；尺当浮大，而反沉细，是为尺寸反者，死。

右当不应，而反浮大；左当浮大，而反沉细；左当不应，而反浮大；右当浮大，而反沉细，是谓左右交者，死。

外感辨风寒风热凭证略脉说

张路玉曰：肥人肌肉丰厚，胃气沉潜，纵受风寒，未得即见表脉，但须辨证。设鼻塞声重，涕唾稠黏，风寒所伤也。

若鼻塞声重，而屡咳痰不即应，极力咯之，乃得一线黏痰，甚则咽肿者，乃风热也。以肥人肌气充盛，风邪急切难入，因其内多湿痰，故伤热最易，否则形盛气虚，色白肉松，肌腠不实之故，不可以此胶执也。瘦人肌肉浅薄，胃气外泄，即发热头痛，脉浮数，多属于火；但以头之时痛时止，热之忽重忽轻，又为阴虚火扰之故也。惟发热头痛，无间昼夜，不分轻重，人迎浮盛者，方是外感之病。亦有表邪挟内火，虽发热头痛，昼夜不分轻重，而烦躁口渴，卧寐不宁，皆邪火烁阴之候，惟宜辛凉发散，又当顾虑其阴。独形瘦气虚，颜白唇鲜，卫气不固者，最易伤风，却无内火之患矣。

脉有五邪虚实贼微邪是也

《难经》曰：从前来者为实邪，从后来者为虚邪，从所不胜来者为贼邪，从所胜来者为微邪，自病者为正邪。

春肝木王，其脉弦细而长，名曰肝脉也。反得浮涩而短者，是肺之乘肝，金之克木，为贼邪，大逆，十死不治。反得洪大而散者，是心之乘肝，子之扶母，为实邪。虽病自愈，反得沉濡而滑者，是肾之乘肝，母之归子，为虚邪，虽病易治。反得大而缓者，是脾之乘肝，土之凌木，为微邪，虽病即瘥。余四脏俱依此而推，不必重录其文。

按：我生，是将来，故在前而实；生我，是退气，故在后而虚。克我，则为贼；我克，则为微也。

诊新病久病脉法

《内经》曰：脉小弱以涩者，谓之久病；脉浮滑而疾者，谓之新病。再以望诊中合色脉一条，参究得详矣。

卷之五

切诊二

病分新久易治难治不治

张路玉曰：盛启东以新病死生，系右手关脉；宿病死生，主左手关尺。盖新病谷气犹存，胃脉自应和缓，即因邪鼓大，因虚减小，然须至数分明，按之有力，不至浊乱，再参语言清爽，饮食知味，胃气无伤，虽剧可治。如脉至浊乱，至数不分明，神昏语错，病气不安，此为神识无主，苟非大邪瞑眩，岂宜见此乎？新病而一时形脱者死；不语者，亦死；口开眼合，手撒遗尿者，俱不可治。新病虽各部脉脱，中部独存者，是为胃气，治之必愈。久病而左关尺软弱，按之有神，可卜精血之未艾，他部虽危，治之可生。若尺中弦紧急数，按之搏指，或细小脱绝者，法在不治，缘病久胃气向衰，又当求其尺脉，为先天之根气也。启东又云：诊得浮脉，要尺有力，为先天肾水可恃，发表无虞；诊得沉脉，要右关有力，为后天脾胃可凭，攻下无虞，与前说互相发明。

又曰：诊客邪暴病，应指浮象可证，若虚羸久病，当以根气为本。如下指浮大，按久索然者，正气大虚之象，无问暴病久病，虽证显灼热烦扰，皆正衰不能自主，随虚阳发露于外也。下指濡软，久按搏指，里病表和之象，非脏气受伤，则坚积内伏，不可以脉沉，误认虚寒也。下指微弦，按久和缓者，久病向安之象，气血虽殆，而脏气未败也。然多有证变多端，而脉渐小弱，指下微和，似有可愈之机者，此元气与病气俱脱，反无病象发见，乃脉不应病之候，非小则病退之比。大抵病脉，初下指虽见乏力，或弦细不和，按至十余至渐和者，必能收功；若下指和，按久微涩不能应指，或渐觉弦硬者，必难取效。设病虽牵缠，而饮食渐进，便溺自调，又为胃气渐复之兆。《经》云：安谷者昌，浆粥入胃，则虚者活，此之谓也。此条与前察神气条参看。

脉无胃气

《经》曰：脉实以坚，谓之益甚。又云：人绝水谷则死，脉无胃气亦死。所谓无胃气者，但得真脏脉，不得胃气也。所谓脉不得胃气者，肝不弦，肾不石也。肝肾无气不弦石，与真脏无胃气等耳。余三脏亦然，皆不治。

无脉

久病无脉，气绝者死。暴病无脉，气郁可治。伤寒痛风，痰积经闭，忧惊折伤，关格吐利，气运不应，斯皆勿虑。

汪子良曰：伤寒头痛发热，一手或两手无脉，此寒邪在表，不得发越之故，必邪汗也，当攻之。丹溪治一妇病疟，食少，经不行已三月，诊之无脉，作虚治，觇其梳洗言动如常，始悟经不行，非无血，痰所碍也；脉无，非气血衰，乃积痰生热，结伏其痰耳，当作实热治，与三黄丸，旬日食进，脉出，带微弦，谓胃气全，不药疟自愈，而经自行，令淡滋味果应。有因经滞者，脉法所谓寸关如故，尺脉绝者，此月不利也。一人丧妻，右手全无，后忧释脉出。《经》云：忧伤肺也。一人一手无脉，因询知打伤所致。古人治一人吐逆，二便不利，厥冷无脉，与大承气二剂，大便通，脉出安。一疫病，面赤，舌白苔，小便数，大便秘，身如芒刺，六脉俱无，此欲作斑之候，投升麻葛根汤合生脉散，一服斑出，六脉见而安。有内伤，右关弱甚，则隐而不见者。有中寒而脉无者，葱熨并灸气海。此无脉而皆有可生之机，宜致思焉。

慎庵按：凡大吐后，有脉伏二三日不出者。有大痛后，气血凝滞，脉道壅阻而不出者。吐止痛安，而脉自出，不可因其脉无，而遽断为死证也。

祟脉

仁斋曰：祟家面色黯惨，脉乍大乍小，乍有乍无。又云：祟家或邪视如淫，脉错杂不伦，或刮快暴至，或沉伏，或双弦，或钩啄，或衮运，或横格，或促散，或尺部大于寸关，或关部大于尺寸，是皆染祟得之。刮快钩啄，多见于脾。洪运衮衮，多见于肝。横格促散，多见于心肺。大抵祟家，心脉洪散，肝脉洪盛，尤可验焉。盖心藏神，肝藏魂，心虚，则惊惕昏迷，神不守舍，而邪气得以入其魂耳。

皇甫氏曰：初病便谵语，六部无脉，然切大指之下，寸口之上，却有动脉，谓之鬼脉。

李氏曰：脉息迟伏，或为鸟啄，或绵绵不知度数，而颜色不变，皆鬼邪为病也。其状不欲见人，如有对晤，时独言笑，或向隅悲泣，是也。

《图说》曰：凡鬼祟附着之脉，两手乍长乍短，乍密乍疏，乍沉乍浮。阳邪来见，脉则浮洪；阴邪来见，脉则沉紧。鬼疰客忤，三部皆滑。洪大嫋嫋，沉沉泽泽，或沉而不至寸，或三部皆紧急，但与病症不相应者，皆五尸、鬼邪、遁尸、尸疰之所为也。

吕沧州治女子之不月如娠者曰：面色乍赤、乍白者，愧也；脉来乍大、乍小者，祟也；非有异梦，则灵鬼所凭耳，与桃仁煎，下衃血如豚肝状六七枚，俱有窍如鱼而愈。

痰证似祟脉

王隐君曰：病势消烁殆尽，气不能相续，脉动无常，固名死证。其或痰凝气滞，关格不通，则脉亦有不动者，有两三路乱动，时有时无者，或尺寸一有一无者，或关脉绝不见者，有素禀痰气不时而然者，有僵仆暴中而然者，皆非死脉也。

慎庵按：先哲云：怪证之为痰。从怪字而推，则痰证之类祟，明矣。况痰脉无常，亦类祟脉，因脉症之形似，人多误治而不觉。丹溪云：血气者，身之神也。神既衰乏，邪因而入，理或有之。若夫气血既亏，痰客中焦，妨碍升降，不得运用，以致十二官俱失其职，视听言动，皆有虚妄，以邪治之，焉能愈病？以愚视之，不但不能愈，因而误治致毙，亦复不少，就丹溪治金氏妇一案可知矣。脉证既已雷同，下手从何辨识，此等关头，神而明之，存乎其人，正难以语言道也。

怪脉

弹石脉，按举劈劈然，如指弹石。雀啄脉，如雀啄食，连三五至忽止，良久复来。屋漏脉，如残漏，良久一滴。虾游脉。始则冉冉不动，沉时忽一浮。解索脉，指下散乱无次第。鱼翔脉，其脉本不动，而末强摇。釜沸脉，如釜中水，火燃而沸，有出有入。

薛氏曰：雀啄诸脉，若因药克伐所致，急投大补，多有复生者。

真脏脉

《玉机真脏论》曰：真肝脉至，中外急如循刀刃，责责然，如按琴瑟弦，细急坚搏，色青白金克木也不泽，毛折皮毛得血气而充，毛折则精气败矣，下四脏俱有此一句，因其义同，删去而死。

真心脉至，坚而搏，如循薏苡子，累累然短实坚强，色赤黑不泽。水克火也。

真肺脉至，大而虚，如以毛羽中人肤浮虚无力之甚，色白赤不泽。火克金也。

真肾脉至，搏而绝，如指弹石，辟辟然，沉而坚也，色黑黄不泽。土克水也。

真脾脉至，弱而乍数乍疏，和缓之气全无，色黄青不泽。木克土也。

急虚身中卒至，五脏绝闭，脉道不通，气不往来，譬于堕溺，不可为期，其脉绝不来。若人一息五六至，其形肉不脱，真脏虽不见，犹死也。

《阴阳别论》云：凡持真脉之脏脉者，肝至悬绝急，十八日死。悬绝急者，全失和平，而弦搏异常也。十八日，为木金成数之余，金胜木而死也。心至悬绝，九日死为火水生成数之余，水胜火也。肺至悬绝，十二日死。为金火生成数之余，火胜金也。肾至悬绝，七日死。为水土生成数之余，土胜水也。脾至悬绝，四日死。为木生数之余，木胜土也，凡此皆不胜克贼之气，故真脏独见者，气败而危矣。

《平人气象论》曰：肝见庚辛死，心见壬癸死，脾见甲乙死，肺见丙丁死，肾见戊己死，是为真脏见，皆死。此言真脏脉见者，遇克贼之日而死。

阴阳绝脉

《脉经》云：尺脉上不至关，为阴绝；寸脉下不至关，为阳绝；阴绝而阳微，死不治。若计其余命死生之期，以月节克之也。

行尸内虚脉

仲景曰：脉病人不病，名曰行尸，以无王气，卒眩仆不识人则死。人病脉不病，名曰内虚，以有正气，虽病无苦。

脉证不相应从脉从证论

脉结伏者，内无积聚，脉浮结者，外无痼疾。有结聚者，脉不结伏；有痼疾者，脉不浮结，为脉不应病，病不应脉，是为死候。《难经》六淫之邪，初起脉宜洪大数实，若微小伏匿无力，是正气虚而相反，轻病必重，重病必死。久病产后溃疡，宜微小迟缓，若洪数为相反，中有胃气犹可救，否则危。三锡有舍症从脉，有舍脉从症；有从一分脉，二分症者；有从一分症，二分脉者；有清高贵人，两手无脉者；有左小右大，右小左大者，概从症治。

方宜脉

吴鹤皋曰：中原之地，四时异气，居民之脉，亦因时异。春弦、夏洪、秋毛、冬石。脉与时违，皆名曰病。东夷之地，四时皆春，其气暄和，民脉多缓；南夷之地，终年皆夏，其气炎蒸，民脉多大；西夷之地，终年皆秋，其气清肃，民脉多劲；北夷之地，终年皆冬，其气凛冽，民脉多石。东南卑湿，其脉软缓。居于高巅，亦西北也，西北高燥，其脉刚劲。居于污泽，亦东南也。南人北脉，所禀必刚；北人南脉，所禀必柔。东南不同，亦可类剖。《内经》曰：至高之地，冬气常在；至下之地，春气常存。

脉分男女

《难经》曰：脉有逆顺，男女有恒而反者，何谓也？然：男子生于寅，寅为木，阳也；女子生于申，申为金，阴也。故男脉在关上，女脉在关下，是以男子尺脉恒弱，女子尺脉恒盛，是其常也。反者，男得女脉，女得男脉也。男得女脉为不足，病在内。左得之，病在左；右得之，病在右，随脉言之也。女得男脉为太过，病在四肢。左得之，病在左；右得之，病在右，随脉言之，此之谓也。

邹丹源曰：按寅申之说，他书无考，推越人之意，倘亦以男为阳为火，而火生在寅；女为阴为水，而水生在申云耳。火炎上，故盛在关上；水流下，故盛在关下也。男得女脉者，谓尺盛而寸弱，此不足之明征，人所知也。女得男脉者，谓寸盛而尺弱，此为太过，解者纷纷，殊不知病在四肢，非病在外之说也。盖男子血虚则尺盛，女子气郁则寸盛，男子血虚则脏气衰，女子气郁则四肢烦热而不举也。其曰，在左在右者，左则心肝肾之经，右则肺脾三焦之经也。又云：按诊法，诊男者先左，诊女者先右。非男女经脉有别也，从其阴阳，以察其盛衰也。

脉以左右分阴阳气血说

《千金翼》曰：凡妇人脉，常欲濡弱于丈夫，男左大为顺，女右大为顺。此以左右分阴阳也。

朱丹溪云：肺主气，其脉居右寸，脾胃命门三焦，各以气为变化运用，故皆附焉。心主血，其脉居左寸，肝胆肾膀胱，皆精血之隧道筦库，故皆附焉。男以气成胎，则气为之主；女挟血成胎，则血为之主。男子病，右脉充于左者，有胃气也，病虽重可治；女子病，左脉充于右者，有胃气也，病虽重可治。反此者，虚之甚也。

丹源子曰：《千金》以左右分阴阳，此指男女无病时言也。丹溪以左右分气血，以男女病重后言也。然胃气二字，两手皆宜体察，诊当《难经》为正耳。

又按：李梴云：老喜反，脉当细濡涩。注云：男年八八喜尺旺，女年七七喜寸旺。细濡涩多寿，弦洪紧多病。推其意，以为男老气虚，细濡宜在寸；女老血虚，细濡宜在尺耳。然以为多寿而喜之，恐亦不然。老人之脉，以和长为吉，反之一字，终非正论，聊见于此，不另立条。

假阴假阳脉

《至真要大论》曰：脉至而从，按之不鼓，诸阳皆然。诸阴之反者，脉至而从，按之鼓甚而盛也，逆取而得，治之法也。

王启玄曰：病热而脉数，按之不鼓动，乃寒甚，格阳而致之，非热也。形证是寒，按之而脉气鼓击于手下盛者，此为热甚，拒阴而生病，非寒也。寒甚格阳，治热以热；热甚拒阴，治寒以寒，外虽用逆，中乃顺也，此逆乃正顺也。若寒格阳而治以寒，热拒阴而治以热，外则虽顺，中乃逆也，故方若顺，是逆也。

储种山曰：凡病寒热，当以迟数为标，虚实为本。且如热症见数脉，按之不鼓而虚者，为元气不足，虚火游行于外，此非真热，乃假热也，作不足治之。如诊而实，方为真也。且如寒证见迟脉，诊之鼓击而实，为邪火伏匿于中，亦非真寒，乃假寒也，当作有余治之，如诊而虚，方是真寒。此语更明而且畅矣，此阴证似阳，阳证似阴之脉，故曰假阴假阳脉也。

奇经八脉

《汇辨》云：奇经者，在十二经脉之外，无脏腑与之配偶，故曰奇。夫脏腑之脉，寸关尺有定位，浮中沉有定体，弦钩毛石有定形。此则另为一脉，形状固异，而隧道亦殊，病证不同，而诊治自别。

李时珍云：八脉不拘制于十二经，正经之脉隆盛，则溢于奇经，故秦越人比之天雨降下，沟渠溢满，雱沛妄行，流于河泽。阳维主一身之表，阴维主一身之里，以乾坤言也。阳跷主一身左右之阳，阴跷主一身左右之阴，以东西言也。督主身后之阳，任冲主身前之阴，以南北言也。带脉横束诸脉，以六合言也。

〔经论〕督脉，尺寸中央，三部俱浮，直上直下。

〔经脉〕张洁古曰：督者都也，为阳脉之都纲。《内经》曰：督脉起于下极之腧，并于脊里，上至风府，入脑上巅，循额，至鼻柱，极于上齿缝中龈交穴。

〔主病〕为外感风寒之邪王叔和，为腰脊强痛，不得俯仰，大人癫病，小儿风痫。《内经》谓：实则脊强反折，虚则头痛。寸关尺三部皆浮，且直上直下者，为弦长之象，故主外邪。

〔经论〕任脉，寸口脉紧细实长至关。又曰：寸口边丸丸。

〔经脉〕任者，妊也，为阴脉之海也。《内经》谓：任脉起于中极之下，循腹里，由关元，上咽，至承浆，下龈交，极目，下承泣穴，为阴脉之都纲也。

〔主病〕男子内结七疝，女子带下瘕聚王叔和，为少腹绕脐，下引阴中痛。又曰：若腹中有气，如指上抢心，不得俯仰，拘急，又紧细实长者，中寒而气结也。寸口丸丸，即动脉也，状如豆粒，厥厥动摇，故主气上冲心也。

〔经论〕冲脉，尺寸中央俱牢，直上直下。牢脉似沉似伏，实大而长，微弦，乃三部之脉皆沉有力，直上直下，弦实之象也。

〔经脉〕冲脉起于气街在少腹毛中两旁各二寸，挟脐左右上行，至胸中而散，为十二经之根本，故称经脉之海，亦称血海。

〔主病〕《灵枢》曰：冲脉血盛，则渗灌皮肤，生毫毛。女子数脱血，不荣其口唇，故髭须不生。宦者去其宗筋，伤其冲脉，故须亦不生。越人曰：冲脉为病，逆气而里急。东垣曰：凡逆气上冲，或兼里急，或作躁热，皆冲脉逆也，宜补中益气汤，加知、柏。王叔和曰：冲脉用事，则十二经不复朝于寸口，其人若恍惚狂痴。冲脉与督脉无异，但督脉浮，而冲脉沉耳。

〔经论〕阳跷脉，寸部左右弹。

〔经脉〕阳跷脉起于足跟中，上外踝，循胁上肩，夹口吻至目，极于耳后风池穴。

〔主病〕越人曰：阳跷为病，阴缓而阳急。王叔和注曰：当从外踝以上急，内踝以上缓。又曰：寸口脉前部，左右弹者，阳跷也，苦腰背痛，癫痫僵仆，恶风偏枯，瘰痹体强。左右弹，即紧脉之象。

〔经论〕阴跷脉，尺部左右弹。

〔经脉〕阴跷脉起于足跟，上内踝，循阴上胸，至咽，极于目内眦睛明穴。

〔主病〕越人曰：阴跷为病，阳缓而阴急。叔和注曰：当从内踝以上急，外踝以上缓。又曰：寸口脉后部，左右弹者，阴跷也，苦癫痫寒热，皮肤淫痹，少腹痛里急，腰及髋髎下连阴痛，男子阴疝，女子漏下。张洁古云：跷者，捷疾也。二跷之脉起于足，使人跷疾也。阳跷在肌肉之上，阳脉所行，通贯六腑，主持诸表；阴跷在肌肉之下，阴脉所行，通贯五脏，主持诸里。

〔经论〕带脉，关脉左右弹。

〔经脉〕带脉起于季胁，周围一周，如束带然。

〔主病〕越人曰：带之为病，腹满，腰溶溶如坐水中。溶溶，缓纵之貌。《明堂》曰：女人少腹痛，里急，瘛疭，月事不调，赤白带下。杨氏曰：带脉总束诸脉，使不妄行，如人束带而前垂，此脉若固，即无带下漏经之症矣。

〔经论〕阴维脉，尺外斜上至寸。斜上者，不由正位而上，斜向大指，名曰尺外斜，小指名曰尺内。叔和曰：寸口脉从少阳斜至厥阴，是阴维脉也。

〔经脉〕阴维起于诸阴之交，发于内踝上五寸，循股入小腹，循胁上胸，至顶前而终。

〔主病〕叔和曰：动苦癫痫，僵仆羊鸣，又苦僵仆失音，肌肉痹痒，应时自发，汗出恶风，身洗洗然也，取阳白、金门、仆参。又曰：阴维脉沉大而实者，主胸中痛，胁下支满，心痛；脉如贯珠者，男子两胁下实，腰中痛，女子阴中痛，如有疮状。金门、仆参，足太阳经穴。阳白，足少阳经穴。

〔经论〕阳维脉，尺内斜上至寸。叔和曰：寸口脉从少阴斜至太阳，是阳维脉也。或言从右手手少阳三焦，斜至寸上手厥阴心包之位，为阴维。从左手足少阴肾，斜至寸上手太阳小肠之位，为阳维也。

〔经脉〕阳维脉起于诸阳之会，发于足外踝下一寸五分，循膝上髀厌，抵少腹，循头入耳，至本神而止。

〔主病〕叔和曰：动苦肌肉痹痒，皮肤痛，下部不仁，汗出而寒，又苦颠仆羊鸣，手足相引，甚者失音不能言，宜取客主人。洁古云：卫为阳，主表。阳维受邪，为病在表，故苦寒热。营为阴，主里。阴维受邪，为病在里，故苦心痛。阴阳相维，则营卫和谐；营卫不谐，则怅然失志，不能自收持矣。

《内经》脉决死期

《素问·大奇论》：脉至浮合，浮合如数，一息十至以上，是经气予不足也。微见，九十日死。浮合者，如浮浪之合，后以催前，数数而来，一息之间，遂有十至以上之脉，是十二经脉之气，五脏之精气，皆衰夺极尽。微见，初见也。始见此脉，其死仅在九日与十日之间耳。盖肺主元气，其成数在九，脾主五脏，其成数在十也。予与同。

脉至如火薪然，是心精之予夺也。草干而死。脉来如火薪之燃，乃洪大无根、无神之脉，是邪气热极，心精被夺。夏为火令，犹尚未绝，至秋尽冬初，草干之候，寒水令行，心火受克而死。

脉至如散叶，是肝气予虚也。木叶落而死。散叶者，飘浮无根之状。肝本大虚，木遇金而负，遇秋而凋，故深秋而死也。

脉至如省客，省客者，脉塞而鼓，是肾气予不足也。悬去枣华而死。马玄台曰：省客者，暂去暂来也。正以脉本闭塞，而复有鼓击于指之时，是肾气全衰，本源亏极，鼓不常鼓，而闭塞自如也。枣华之候，木衰火旺，水安胜之，故曰悬去枣华而死也。悬去，犹俗云虚度也。李士林曰：省者，禁也。故天子以禁中为省中。塞者，沉而不利也。鼓者，搏而有力也。伏藏于内，而鼓搏，正如禁宾客而不见，独居于内而恣肆也，故曰如省客也，是肾气不宁之故也。枣华去，则当长夏也，土旺水败，肾虚者不能支也。二者之论，从李氏为妥。

脉至如丸泥，是胃精予不足也。榆荚落而死。丸形圆，而泥性轻，脉来如珠转动，浮涩而无根，则中和胃气已夺，至秋冬之交，而榆荚始落之候，乃水令方张，来侮胃衰之土而死矣。

脉至如横格，是胆气予不足也。禾熟而死。横格者，如横木之格在指下，且长且坚，真脏脉见，禾熟秋深，金令肆行，木被克败而死矣。

脉至如弦缕，是胞精予不足也。病善言，下霜而死；不言，可治。弦缕者，如弓弦之急，如缕之细也。

胞者，心胞络也。言者，心声也。火过极而神明无以自持，则多言不休也。夫脉急细，则反其洪大之常，善言则丧其神明之守，方霜下而水令司权，火当绝矣。

脉至如交漆，交漆者，左右旁至也。微见，三十日死。交漆者，以漆绞去其渣也。脉来如绞漆之状，是左右旁至，有降无升，有出无入，大小不匀，前盛后虚也。脏腑衰夺，阴阳乖乱，初见此脉，必期其三十日而死，盖月魄之生死，以三十日为盈虚故也。

脉至如涌泉，浮鼓肌中，太阳气予不足也，少气。味韭英而死。涌泉者，有升无降，有出无入，势甚汹涌，莫能遏御也。脉来浮鼓于肌肉之上，而乖违其就下之常，膀胱衰竭，阴精不能上奉，故少气耳。韭英初发，木令当权，则水官谢事矣，故死。

脉至如颓土之状，按之不得，是肌气予不足也，五色先见黑，白垒发而死。颓土者，颓败之土也，虚而无根，按之全无也。肌气，即脾气，脾主肌肉也，黑为水色，土虚而水无所畏，反来乘之也。垒即藟，即蓬藟也。藟有多种，而白者发于春，当木旺之时，土安得而不败乎。

脉至如悬雍，悬雍者，浮揣切之益大，是十二俞之予不足也。水凝而死。悬雍者，乃喉间下垂之肉，音声之机也。脉来如悬雍，浮揣切之益大，即知重按之必空矣，是孤阳亢极之象也。十二俞在背，即五脏六腑十二经之所系也，水凝为冰，乃阴盛之候，而孤阳安有不绝乎。

脉至如偃刀，偃刀者，浮之小急，按之坚大急，五脏菀热，寒热独并于肾也。其人不得坐，立春而死。浮之小急，如刀口也。按之坚大且急，如刀背也。菀者，积结也。五脏精衰而结热，故发寒热也。阳王则阴消，故独并于肾也。腰者肾之府，肾虚则不能起坐。迨立春阳气用事，阴日衰而死矣。马玄台谓此脉当见于尺部。吴鹤皋谓不得坐，髀肉消也。

脉至如丸，滑不直手，不直手者，按之不可得也，是大肠气予不足也。枣叶生而死。脉至如丸之滑，其实有形，今圆活不直手，似乎无形也，大肠庚金之精气已败，而将脱之兆，新夏枣叶初生，火旺之候而死矣。

脉至如华者，令人善恐，不欲坐卧，行立常听，是小肠气予不足也。季秋而死。华者，草木之花也，在枝叶而不在根，乃轻浮虚而脱神也。小肠之气，通于心经，小肠不足，故心痛善恐，不欲坐卧者，心神怯而不宁也。行立常听者，恐惧之心生疑耳，丙火墓于戌，故当季秋而死也。

仲景脉法

寸口卫气盛，名曰高。高者，自尺内上溢于寸，指下涌涌，既浮且大，而按之不衰，以卫出下焦，行胃上口，至手太阴，故寸口盛满，因名曰高。荣气盛，名曰章。章者，自筋骨外显于关，应指逼逼，既动且滑，而按之益坚，以营出中焦，亦并胃口而出上焦，故寸关实满，因目曰章。高章相搏，名曰纲。纲者，高章兼该之象，故为相搏，搏则邪正交攻，脉来数盛，直以纲字揭之。卫气弱，名曰惵。惵者，寸口微滑，而按之软弱，举指瞥瞥，似数而仍力微，以卫气主表，表虚不能胜邪，故有似乎心中怵惕之状，因以惵字喻之，惵音牒，思惧貌。荣气弱，名曰卑。卑者，诸脉皆不应指，常兼沉涩之形，而按之隐隐，似伏而且涩、难，以营气主里，里虚则阳气不振，故脉不显，有似妾妇之卑屑，不能自主，故以卑字譬之。惵卑相搏，名曰损。损者，惵卑交参之谓，故谓相搏之则邪正俱殆，脉转衰微，直以损字呼之。

张璐曰：纲者，诸邪有余之纲领；损者，诸虚渐积之损伤。高章卑惵四字，体贴营卫之盛衰，虽六者并举，而其所主，实在纲损二脉也。

仲景辨脉体状

脉蔼蔼如车盖者，名曰阳结也。蔼蔼如车盖者，大而厌厌聂聂也，为阳气郁结于外，不与阴气和杂也。宇泰：车盖，言浮大，即浮数之阳结也。脉累累如循长竿者，名曰阴结也。累累如循长竿者，连连而强直也，为阴气郁结于内，不与阳气和杂也。宇泰：长竿者，弦紧也，即沉迟之阴结也。脉瞥瞥如羹上肥者，阳气微也。轻浮而主阳微也。脉萦萦如蜘蛛丝者，阳气衰也。萦萦，滞也，若萦萦惹惹之不利也。如蜘蛛丝者，至细也。微为阳微，细为阳衰。《内经》曰：细则气少，故以至细为阳衰。宇泰：萦萦，收卷也，有回旋之义。脉绵绵如泻漆之绝者，亡其血也。绵绵，连绵而软也。泻漆之绝者，前大后小也。脉阳气前至，阴气后至，故脉前为阳气，脉后为阴气，前大后细，则阳气有余，阴气不足，故知为亡血。

残贼脉

师曰，脉有弦、紧、浮、滑、沉、涩，此六脉名曰残贼，能为诸脉作病也。

程郊倩曰：残贼，乃暴虐之名，脉中有此，当属实邪，然亦有辩。残则明伤，作病于暴，属实者多；贼则暗袭，作病于渐，属虚者半。弦、紧、浮、滑、沉、涩六者，不论何部，脉中兼见此脉，辄防邪至，凡伤寒疟痢之类，种种皆是，在虚人尤为可虑。

厥脉

张仲景曰：伤寒脉，阴阳俱紧，恶寒发热，则脉欲厥。厥者，脉初大，渐渐小，更来渐渐大，是其候也。如此脉，恶寒甚者，翕翕汗出，喉中痛。热多者，目赤脉多，睛不慧。医复发之，咽中则伤；若复下之，则两目闭。寒多者，便清谷。热者，便脓血。若熏之，则身发黄；若熨之，则咽燥；若小便利者，可救之；小便难者，为危殆。成无己曰：

此太阳少阴俱感邪也。此节，脉书多不见收，岂其不当有耶，附此以俟讲究。

损至脉法

《十四难经》曰：脉有损至，何谓也？然至之脉，一呼再至曰平，三至曰离经，四至曰夺精，五至曰死，六至曰命绝，此至之脉也。何谓损？一呼一至曰离经，二呼一至曰夺精，三呼一至曰死，四呼一至曰命绝，此损之脉也。至脉从下上，损脉从上下也。损脉之为病，一损损于皮毛，皮聚而毛落；二损损于血脉，血脉虚少，不能荣于五脏六腑；三损损于肌肉，肌肉消瘦，饮食不为肌肤；四损损于筋，筋缓不能自收持；五损损于骨，骨痿不能起于床。反此者，至脉之病也，从上下者，骨痿不能起于床者死；从上下者，皮聚而毛落者死。治损之法奈何？曰：损其肺者，益其气；损其心者，调其荣卫；损其脾者，调其饮食；损其肝者，缓其中；损其肾者，益其精。此治损之法也。

马氏曰：损脉之病，自肺而之肾。至脉之病，自肾而之肺也。又曰：言治损之法，而治至之法可推。

邹丹源曰：损至之脉，即迟数之甚者也。《难经》此节，既详明矣。乃其后，又有伤热中雾露之说，而且极之五至六至，而且曰一呼五至。一吸五至，其人当困，虽困可治。滑伯仁释之云：前之损至，以五脏自病，得之于内者言。后之损至，以经络血气为邪所中，自外得之者言，然均一损至也，岂内伤则五至曰死，而外感则五至可治乎？此必后人窜入之言，夫一呼四至，合之一吸，加之太息，且九至矣。外感虽多数，宁有逾此者？五至曰死，犹宽言之也。考之《内经》曰：人一呼，脉四动以上曰死，脉绝不至曰死，乍疏乍数曰死。《内经》又有大损、中损、下损，盖以人形之长短，合脉之长短言，又言春得脾肺之脉，秋得肝心之脉，为损。其言至，有魂至、魄至、神至、志至、意至，又以病形言矣。

妇人妊娠诊分男女脉法

《阴阳别论篇》曰：阴搏阳别，谓之有子。

王启玄注曰：阴，谓尺中也。搏，谓搏触于手也。尺脉搏击，与寸脉殊别，阳气挺然，则为有妊之兆。

陈自明《良方》曰：搏者，近也，谓阴脉逼近于下，阳脉别出于上，阳中见阳，乃阳施阴化，法当有子。

戴同父《刊误》谓：寸微尺数也。

《脉指南》曰：脉动入产门者，有胎也。谓脉出尺外，名曰产门。又曰：尺中脉数而旺者，胎脉也，为血盛也。

王宏翰曰：细释《内经》，并诸家之论，谓阴搏阳别，则尺脉搏击于手者，乃数滑有力，而寸脉来微，有别异于尺，则是寸脉来微，殊别与尺脉之滑数，是有子之象也。而陈自明之论，阳中见阳，则是寸数，与《内经》之言有异矣。但孕子之脉，原有寸关尺俱数之脉，而此节之经文，乃寸微尺数之旨也。

《平人气象论篇》曰：少阴脉动甚者，妊子也。

全元起注：作足少阴。

王启玄注：作手少阴动脉者，大如豆，厥厥动摇也，脉阴阳相搏，名曰动也。

王叔和《脉经》曰：心主血脉，肾名胞门子户，尺中肾脉也，尺中之脉，按之不绝，法妊娠也。

王宏翰曰：按：全元起王冰二家之注，各执一见，而叔和合而同论，细释其义，但手少阴心也，心主血脉；足少阴肾也，肾主藏精，精血调和交会，孕子之征也，言心肾二部之脉动甚，或一部之脉动甚者，皆妇人怀娠之象也。

《腹中论篇》曰：何以知怀子之且生也？岐伯曰：身有病而无邪脉也。

按：身有病者，谓经闭也。夫脉来而断绝者经闭，月水不利也。今病经闭而脉来如常，有神不断绝者，是妊娠也。

《脉经》曰：三部脉浮沉正等，按之无绝者，有娠也。妊娠初时，寸微小，呼吸五至，三月而尺数也。脉滑疾，重以手按之散者，胎已三月也。脉重手按之不散，但疾不滑者，五月也。

王宏翰曰：按脉浮沉正等者，即仲景所谓寸关尺三处之脉，大小浮沉迟数同等也。仲景以同等，谓阴阳平和之脉，病虽剧当愈，此大概论病人之脉也。叔和谓妇人之脉，三部浮沉正等，又按之无绝者，谓阴阳和洽，有娠之兆也。

又曰：妊娠四月，欲知男女法，左疾为男，右疾为女，俱疾为生二子。

又曰：得太阴脉为男，太阳脉为女，太阴脉沉，太阳脉浮。

又曰：左手沉实为男，右手浮大为女。左右手俱沉实，猥生二男。左右手俱浮大，猥生二女。

戴同父曰：《脉经》虽曰太阴脉沉为男，太阳脉浮为女，亦不明言以何部为太阳、太阴，不若后条浮大为女，沉实为男之明白也。

《脉经》曰：尺脉左偏大为男，右偏大为女，左右俱大产二子，大者如实状。

又曰：左右尺俱浮，为产二男；不尔，则女作男生。左右尺俱沉，为产二女；不尔，则男作女生也。

戴同父曰：前云右浮大为女，左沉实为男，是独以左右脉各异立言，今左右俱浮为二男，俱沉为二女，是并左右两尺脉一同，以其于诸阳男、诸阴女，未常有差也。左沉实，左疾，左偏大与俱浮，或以脉，或以位，皆阳也。右浮大，右疾，右偏大与俱沉，或以脉，或以位，皆阴也。

《脉经》曰：遣娠妇而南行，呼之左回首者，是男。右回首者，是女也。

又曰：看上圊时，夫从后急呼之，左回首是男，右回首是女也。

娄全善曰：按：朱丹溪言男受胎在左子宫，女受胎在右子宫，斯言大契，是说也。盖男胎在左，则左重，故回首时，慎护重处，而就左也。女胎在右，则右重，故回首时，慎护重处，而就右也。推之于脉，其义亦然，胎在左，则血气护胎而盛于左，故脉亦从之，而左疾为男，左大为男也；胎在右，则血气护胎而盛于右，故脉亦从之，而右疾为女，右大为女也。亦犹《经》云，阴搏阳别，谓之有子。言受胎处，在脐腹之下，则血气护胎，而盛于下，故阴之尺脉鼓搏有力，而与阳之寸脉殊别也。又如痈疽发上，则血气从上而寸脉盛；发下，则血气从下，而尺脉盛。发左，则血气从左，而左脉盛；发右，则血气从右，而右脉盛也。丹溪以左大顺男，右大顺女，以医人之左右手言，盖智者之一失也。

《脉经》曰：妇人妊娠，其夫左乳房有核是男，右乳房有核是女也。

宏翰按：此言妻孕而夫乳有核，其言似谬，恐衍文，多一夫字，但女孕则女乳有核，其理可通，学者宜审之。

《脉经》曰：妇人怀娠离经，其脉浮，设腹痛引腰脊，为今欲生也；但离经者，不病也。

又，妇人欲生，其脉离经，夜半觉，日中则生也。离经者，离乎经常之脉也。

王子亨云：妊娠，其脉三部俱滑大而疾，在左则男，在右则女。

《脉指南》曰：关上一动一止者一月，二动二止者二月，余仿此。

《脉诀刊误》云：滑疾按微胎三月，但疾不散五月母。若怀胎五月，是以数足胎成就而结聚，必母体壮热。尝见脉息躁乱，非病苦之症，乃五月胎已成，受火精，故身热脉乱，原无他病也。女腹如箕，男腹如釜。欲产之脉，散而离经。新产之脉，小缓为吉；实大弦牢，其凶可明。

预辨男女阴阳算法诀

娠妇男女预知生，阴阳算法最分明，男系单岁双月受，双岁单月亦男形。若在单岁单月受，双岁双月女胎成。依此产来多育寿，若还反此命难存。

如娠妇二十一岁，在二、四、六等月受胎者，必男。在正、三、五等月受者，必女。倘应男而产女，应女而产男者，后皆不育，或寿夭也。

卷之六

切诊三

提纲挈领说

经曰：调其脉之缓急大小滑涩，而病变定矣。盖谓六者，足以定诸脉之纲领也。又曰：小大滑涩浮沉。《难经》则曰：浮沉长短滑涩。仲景曰：弦紧浮沉滑涩。此六者，名为残贼，能为诸脉作病。滑伯仁曰：提纲之要，不出浮沉迟数滑涩之六脉，夫所谓不出于六者，亦为其足统表里阴阳虚实，冷热风寒湿燥，脏腑血气之病也。浮为阳，为表，诊为风，为虚；沉为阴，为里，诊为湿，为实；迟为在脏，为寒为冷；数为在腑，为热为燥；滑为血有余；涩为气独滞。凡诸说者，词虽稍异，义实相通也。

邹丹源曰：脉之提纲，当以浮沉迟数滑涩大缓，八脉为经，以虚实二脉为纬，此十种脉，入德之门也。病之枢机，不过气血痰郁寒热而已，治病之法，表里邪正虚实而已。是故浮沉者，表里之定位也；迟数者，寒热之定准也；非滑涩，无以明气血痰郁；非缓大，无以别邪正盛衰。八脉之中，必须参看有力无力，为实为虚，则病之所居所变，可尽窥矣。

脉分纲目说

卢子由曰：脉状多端，全凭诊法。十则为提纲，而众目摄焉。如举形体之则，大小为纲，曰肥、曰洪、曰散、曰横、曰弦、曰革，皆大目矣；曰弱、曰瘦、曰细、曰微、曰萦萦如蜘蛛丝，皆小目矣。如举至数之则，迟数为纲，曰急、曰疾、曰击、曰搏、曰躁、曰喘、曰促、曰动、曰奔越无伦，皆数目矣；曰缓、曰脱、曰少气、曰不前、曰止、曰歇、曰停、曰代、曰结、曰如泻漆之绝者，皆迟目矣。如举往来之则，滑涩为纲，曰利、曰营、曰啄、曰翕、曰章、曰连珠、曰替替然，皆滑目矣；曰紧、曰滞、曰行迟、曰为不应指、曰叁伍不齐、曰往来难且散、曰如雨轮沙、曰如轻刀刮竹，皆涩目矣。

如举部位之则，长短为纲，曰惵、曰高、曰涌、曰端直、曰条达、曰上鱼为溢，皆长目矣；曰抑、曰卑、曰不及指、曰入尺为覆，皆短目矣。如举按之则，浮沉为纲，曰盛、曰毛、曰泛、曰芤、曰如循榆荚、曰肉上行、曰时一浮、曰如水中漂木、曰瞥瞥如羹上肥，皆浮目矣；曰潜、曰坚、曰伏、曰过、曰减、曰陷、曰独沉、曰时一沉、曰如绵裹砂、曰如石投水，皆沉目矣。盖纲之大者阳也，滑者阳也，数者阳也，长者阳也，浮者阳也；纲之小者阴也，迟者阴也，涩者阴也，短者阴也，沉者阴也。

浮阳

体状诗

浮脉，举之有余，按之不足，如微风吹鸟背上毛，厌厌聂聂。

浮脉惟从肉上行，如循榆荚似毛轻。

三秋得令知无恙，久病逢之却可惊。

相类诗

浮如木在水中浮，浮大中空乃是芤。

拍拍而浮是洪脉，来时虽盛去悠悠。

浮脉轻平如捻葱，虚来迟大豁然空。

浮而柔细方为濡，散似杨花无定踪。

总释：吹毛者，轻浮也。厌厌者，和调不变乱也。聂聂者，连续不止代也。榆荚，轻柔和软也。漂木，轻浮在上也。捻葱，上有力而下软。皆形容浮脉之状，诊者当心领而神会也。

主病诗

伯仁曰：为风为虚，为痞为满，不食，为表热，为喘。

浮脉为阳表病居，迟风数热紧寒拘。

浮而有力多风热，无力而浮是血虚。

分部诗

寸浮头痛眩生风，或有风痰聚在胸。

关上土衰兼木旺，尺中溲便不流通。

左寸风眩鼻塞壅，虚迟气少心烦忡。

关中腹胀促胸满，怒气伤肝尺溺红。

肺浮风痰体倦劳，涕清自汗嗽叨叨。

关脾虚满何能食，尺有风邪客下焦。从《脉鉴》增。

汪子良曰：浮实为邪，浮虚少气，浮有按无，无根之喻，平人寿夭，患者不起，肝肾并浮，则为风水。

滑曰：右尺浮虚，元气不足。

兼脉主病

浮脉主表，有力表实，无力表虚。浮迟中风，浮数风热，浮紧风寒，浮缓风湿。浮滑风痰，又主宿食。浮虚伤暑，浮芤失血，浮洪虚热，浮散劳极，浮涩伤血。《脉鉴》作气癖者是。浮濡阴虚，浮短气病。浮弦痰饮，浮滑痰热。浮数不热，疮疽之征。

诸脉兼浮

浮而盛大为洪，浮而软大为虚，浮而柔细为濡，浮而弦芤为革，浮而无根为散，浮而中空为芤。

抉微

罗赤城曰：浮兼数为风热，有力为实邪，宜清凉解散；不数及无力，属不足，虽有外邪，补散兼之。

张路玉曰：邪袭三阳经中，故脉浮，然必人迎浮盛，乃为确候。若气口反盛，又为痰气逆满之征，否则平素右手偏旺之故。有始病不浮，病久而脉反浮者，此中气亏乏，不能内守，反见虚痞之兆，若浮而按之渐衰，不能无假象之虞。

沉阴

体状诗

沉行筋骨，重手乃得，按之有余，举之不足，如水投石，必极其底，如绵裹砂，内刚外柔。汪石山曰：肺脉见于皮毛为浮，见血脉肌肉为沉，仿此推之。

水行润下脉来沉，筋骨之间软滑匀，女子寸兮男子尺，四时如此号为平。

相类诗

沉帮筋骨自调匀，伏则推筋着骨寻。沉细如绵真弱脉，弦长实大是牢形。沉行筋间，伏行骨上，牢大有力，弱细无力。

主病诗

沉潜水蓄阴经病，数热迟寒滑有痰。无力而沉虚与气，沉而有力积并寒。

沉虽属里，为阴，有阳虚阴盛，有阳郁内伏，有热极似阴，其要在有力无力大小之别。如阳气衰弱，则阴盛生寒，脉沉而迟，按久衰小无力者，为虚、为寒、为厥逆、为洞泄、为少气而痼冷。如阳气郁伏，故脉沉，按之有力不衰者，为实、为水、为气、为停饮、为癥癖、为胁胀，为瘀积也。

分部诗

寸沉痰郁水停胸，关主中寒痛不通，尺部浊遗并泄痢，肾虚腰及下元痌。

分部主病

徐春甫曰：左寸沉无力，内虚，悸怖，恶人声，精神恍惚，夜不寐；有力里实，烦躁梦遗，口渴谵语。右寸沉，无力里虚，气短，虚喘，吐清痰；有力里实，老痰咳吐不出，气壅。左关沉，无力里虚，惊恐；有力里邪实，多怒，肥气，筋急。右关无力里虚，胃寒恶食，恶心呕吐；有力里邪盛，宿食陈积。左尺沉，无力里虚，足寒腰冷腰重；有力里实，肾气盛，疝痛，左睾丸偏大，腰痛。右尺沉，无力里虚，腰重如带数千钱，腰痹不能转摇；有力里实，疝痛腰痛，或痢积。

汪子良曰：寸沉气郁，尺沉本位，喘嗽肺浮，转陷不吉。肝肾并沉，则为石水。右寸阳沉，胸停冷饮。关沉胁痛。

兼脉主病

沉脉主里，沉则为气，又主水蓄。沉迟痼冷，沉数内热，沉滑痰食，沉涩气郁，沉弱寒热，沉缓寒湿，沉紧冷痛，沉牢冷积，沉伏霍乱，沉细少气，沉弦癖痛。

抉微

张路玉曰：阳气微，不能统运营气于表，脉显阴象而沉者，则按久愈微。若阳郁不能浮应卫气于外，脉反沉者，则按久不衰，阴阳寒热之机，在于纤微之辨。

辨似

沉脉者，轻取不应，重按乃得，举指减少，更按益力，纵之不即应指，不似实脉之举指逼逼。伏脉之沉于筋下也，沉为脏腑筋骨之应。

正误

《脉诀》谓缓度三关，状如丝绵者，非也，此弱脉也。但沉有缓数，及各部之诊，岂止在关乎？

迟阴

体状诗

迟脉一息三至，去来极慢。

迟来一息至惟三，阳不胜阴气血寒。但把浮沉分表里，消阴须益火之原。

相类诗

脉来三至号为迟，小快于迟作缓持。迟细而难知是涩，浮而迟大以虚推。

三至为迟，二至为败，一息一止，阳气将绝，不可救也。有止为结，迟甚为散，浮大迟软，四合为虚。

主病诗

迟司脏病或多痰，沉痼癥瘕仔细看。有力而迟为冷痛，迟而无力定虚寒。

迟为阴盛阳亏之候，为寒，为不足。人迎主寒湿外袭，气口主积冷内滞，在寸为气不足，在尺为血不足，气寒则缩，血寒则凝也。

分部诗

寸迟必是上焦寒，关主中寒病不堪，尺是肾虚腰脚重，溲便不禁疝牵丸。

分部主病

左寸迟寒惨少精神；关肢冷筋拘肝胁疼，左尺肾虚兼便浊，女人月信亦无音；右肺迟气短涕清痰，冷积伤脾在右关，少腹寒疼腰脚重，溲便不禁尺中寒。

兼脉主病

《汇辨》云：有力冷痛，无力虚寒。浮迟表冷，沉迟里寒，迟涩血病，迟滑气病，迟缓湿寒。又云：其所主病，与沉脉大约相同，但沉脉之病，为阴逆而阳郁；迟脉之病，为阴盛而阳亏。沉则或须攻散，迟则未有不大行温补者也。

或问

或问曰：三部本一气而动，迟则俱迟，数则俱数，又乌能分部以主病乎？曰：本一气而动之说甚善，但俱数之中，何部独有力，归重此部作热论；俱迟之中，何部独无力，归重此部作寒论。

诸脉兼迟

迟而不流利为涩，迟而有歇止为结。迟濡浮大且缓，为虚脉。至于缓脉，绝不相类，夫缓以宽纵得名，迟以至数不及为义，以李濒湖之通达。亦云：小快于迟作缓持，以至数论缓脉，是千虑之一失也。小快二字，《脉鉴》改作四至于迟作缓持。

辨妄

《汇辨》云：迟脉之象，上中下候，皆至数缓慢。《伪诀》云：重手乃得，是沉脉，而非迟脉矣。又云：状且难，是涩脉，而非迟脉矣。一息三至，甚为分明，而云隐隐，是微脉，而非迟脉矣。

数阳

体状诗

《脉经》：一息六至。《素问》：脉流薄疾。

数脉息间常六至，阴微阳盛必狂烦。浮沉表里分虚实，惟有儿童作吉看。小儿纯阳之体，脉以六至为平脉，故云。

相类诗

数比平人多一至，紧来如数似弹绳。数而时止名为促，数见关中动脉形。

六至为数，七至为极，滑氏谓疾，热极之脉。八至为脱，阳极阴衰，急泻其阳，峻补其阴。一息九至，阳气已绝，不可救也。数而弦急为紧，流利为滑。

主病诗

数脉为阳热可知，只将君相火来医。实宜凉泻虚温补，肺病秋深却畏之。

数脉主腑，其病为热。有力实火，无力虚火。浮数表热，沉数里热，细数阴虚，兼涩阴竭。寸口数实肺痈，数虚肺痿。

分部诗

寸数咽喉口舌疮，吐红咳嗽肺生疡，当关胃火并肝火，尺属滋阴降火汤。

左寸数咽干口舌疮，关中目赤泪汪汪，耳鸣口苦皆肝热，左尺阴虚溺赤黄。右寸吐红咳嗽肺痈疡，关部吞酸胃火伤，右尺数来大便涩，肠风热病见红殃。从《脉鉴》补。

兼脉主病吉凶

汪子良曰：数为阳盛，气血燔灼。数实为热，数虚为燥。浮数有力，寒伤经络；浮数无力，伤风痰嗽。沉数有力，实火内烁；沉数无力，虚劳为恶。病退数存，未足为乐；数退症危，真元已脱。数按不鼓，虚寒相搏。乍疏乍数，魂归岱岳。细数而虚，虚劳阴弱。兼沉骨蒸，兼浮喘作，加之嗽汗，喉疼俱恶。数候多凶，匀健犹可。

数脉分新久肥瘦主病

《诊宗三昧》云：凡乍病脉数，而按之缓者，为邪退；久病脉数，为阴虚之象，瘦人多火，其阴本虚，若形充色泽之人脉数，皆痰湿郁滞，经络不畅而蕴热，其可责之于阴乎？若无故脉数，必生痈疽。

抉微

数为阴衰水弱，火旺炎逆之象也。如瘦人脉数，及久病脉数者，皆阴虚火烁血少也。丹溪曰：脉数盛大，按之涩而外有热症，名曰中寒，乃寒留血脉，外症热而脉亦数也。凡虚劳失血，喘嗽上气者，多有数脉，但以数大软弱为阳虚，细小弱数为阴虚。非若伤寒衄血脉大，为邪伏于经，合用发散之比。然血证脉宜细小微数者，为顺；若脉数有热，及实大弦劲急疾者，为逆也。

迟数配脏腑难拘说

《难经·九难》曰：数者，腑也；迟者，脏也。数者为热，迟者为寒；诸阳为热，诸阴为寒。故以别知脏腑也。此以迟数分阴阳，故即以配脏腑，亦不过言其大概耳。至若错综互见，在腑有迟，在脏有数，在表有迟，在里有数，又安可以脏腑二字拘定耶？

附：迟数败脉歌

一息四至号平和，更加一至太无疴。

按：呼出心与肺，吸入肾与肝，脾受谷气，其脉在中，五脏各得一至，亦为平脉。太，过也，故虽过无疴。一云：如阴阳有余而置闰，同一义也。

三迟二败冷危困，六数七极热生多，八脱九死十归墓，十一十二绝魂瘥。二至为迟一二败此盖重出，以启下文，两息一至死非怪，迟冷数热古今传，《难经》越度分明载。

滑阳中之阴

体状相类诗

滑为阴气有余，故脉来流利如水。脉者血之府也，血盛则脉滑，故肾脉宜之；气盛则脉涩，故肺脉宜之。《汇辨·体象》云：以盘珠荷露为喻，曲尽其流利旋转之状。

滑脉如珠替替然，往来流利却还前。莫将滑数为同类，数脉惟看至数间。滑则如珠，数则六至。

主病诗

滑脉为阳元气衰，痰生百病食生灾。上为吐逆下蓄血，女脉调时定有胎。

分部诗

寸滑膈痰生呕吐，吞酸舌强或咳嗽，当关宿食肝脾热，渴痢癞淋部尺看。

滑伯仁曰：三部脉浮沉正等，无他病而不月者，为有妊也。故滑而冲和，此血来养胎之兆。夫脉者，血之府也，血盛则脉滑，故妊脉宜之。

兼脉主病

浮滑风痰，沉滑痰食，滑数痰火，滑短气塞。

滑而浮大，尿则阴痛；滑而浮散，中风瘫缓。

分部主病

左寸滑者，心经痰热；滑在左关，头目为患；左尺得滑，茎中尿赤。右寸滑者，痰饮呕逆；滑在右关，宿食不化；右尺得滑，溺血经郁。

抉微

《汇辨》曰：凡痰饮吐逆，伤食等症，皆上中二焦之病，以滑为水物兼有之象。设所吐之物，非痰与食，是为呕逆，脉必见涩也，溺血经闭，或生淋痢者，或内有所蓄，血积类液，瘀凝类痰，须以意求之耳。

吴鹤皋曰：滑而收敛，脉形清者，曰血有余。滑而三五不调，脉形浊者为痰。

盛启东曰：滑主气分病，滑大无力者，属元气虚，莫作痰论；有力为血实，气壅之候。

张路玉曰：滑脉无无力之象，盖血由气生，若果气虚，则鼓动之力先微，脉何由而滑耶？滑脉之病，无虚寒之理。

又曰：平人肢体丰盛，而按之绵软，六脉软滑，此痰湿渐渍于中外，终日劳役，不知倦怠，若安息，则重着酸疼矣。夫脉之滑而不甚有力者，皆浮滑、缓滑、濡滑、微滑之类，终非无力之比。滑为血实气壅之脉，悉属有余。

正伪

《汇辨》云：当脉气合聚而盛之时，奄忽之间，即以沉去摩写往来流利之状，极为曲至。《伪诀》云：按之即伏，不进不退，是不分浮滑、沉滑、尺寸之滑矣。仲景恐人误认滑脉为沉，下文又曰：滑者，紧之浮名也。则知沉为翕奄之沉，非重取乃得，一定之沉也。而《伪诀》云：按之即伏，与翕奄之沉，何啻千里？云不进不退，与滑之象，尤为不合。

按：《素问·诊要经终论篇》曰：滑者，阴气有余。阴气有余，故多汗身寒。《伪诀》云：胃家有寒，下焦蓄血，脐下如冰，与经旨未全违背，第不知变通。禅家所谓死于句下，然与《脉经》言关滑胃热，尺滑血蓄，妇人经病之旨相背谬。

离经脉

临产脉滑疾者，曰离经。

绝脉

《诊宗三昧》云：若滑而急强，擘擘如弹石，谓之肾绝。滑不直手，按之不可得，为大肠气予不足。以其绝无和缓胃气，故《经》予之短期。

涩阴

体状诗

细迟短涩往来难，散止依稀应指间。如雨沾沙容易散，病蚕食叶漫而难。

相类诗

叁伍不调名曰涩，轻刀刮竹短而难。微似秒芒微软甚，浮沉不别有无间。

细迟短散时一止，曰涩。极细而软，重按若绝，曰微。浮而柔细，曰濡。沉而柔细，曰弱。

主病诗

涩缘血少或伤精，反胃亡阳汗雨淋。寒湿入营为血痹，女人非孕即无经。

分部主病诗

寸涩心虚痛对胸，胃虚胁胀察关中，尺为精血俱伤候，肠结溲淋或下红。

左寸涩，心神虚耗不安，及冷气心痛；关涩，肝虚血散，胁满肋胀心疼；尺涩，伤精及疝，女人月事虚败，有孕，主胎漏。右寸涩，上焦冷痞，气短臂痛；关涩，脾弱不食，胃冷而呕；尺涩，大便秘，津液不足，小腹寒，足胫逆冷。滑伯仁

抉微

《汇辨》云：一脉涩也，有外邪相袭，使气分不利，而成滞涩；卫气散失，使阳衰不守，而成虚涩；肠胃燥竭，津液亦亡，使血分欲尽，而成枯涩；在诊者自为灵通耳。

刘河间曰：汗泄吐利，或血溢血泄，或热甚耗液而成燥，则虽热而反涩也。

丹溪云：涩脉为寒、为湿、为血虚、为污血、为气多，然亦有病热与实者。涩细而迟，又散，皆不足之象，便以为虚寒，而孟浪用药，宁不误人？

若因多怒，或因忧郁，或因厚味，或因过服补剂，或因表无汗，气腾血沸，清化为浊，老痰凝血，胶固杂揉，脉道阻塞，亦见涩状。若重取至骨，有力且数，验有实证，当作实热，可也。又伤寒脉涩为无汗，以阴邪在表，阳气不得发越也。

盛启东曰：如有痛处，是气逆血滞，或痰挟瘀血；无痛症者，为血虚水竭。

潘邓材曰：涩有血虚气滞之分，寒湿之涩，气分滞也。

张路玉曰：涩主阴血消亡，而身热无汗之病，又雾伤皮腠，湿流关节，皆脉涩，但兼浮数沉细之不同耳。

又云：妇人因胎病而脉涩者，然在二三月时有之，若四月胎血成形之后，必无虚涩之理。平人无过脉涩，为贫窘之兆，尺中蹇涩，则艰于嗣。《金匮》云：男子脉浮弱而涩，则无子，精气清冷。

《汇辨》云：肺之为脏，气多血少，故右寸见之，为合度之诊。肾之为脏，专司精血，故右尺见之，为虚残之候。

审疑似

《诊家正眼》曰：盖涩脉往来迟难，有类乎止，而实非止也。又浮分多而沉分少，有类乎散而实非散也。

虚阴

体状相类诗

虚合四形，浮大迟软，及乎寻按几不可见。崔紫虚曰：形大力薄，其虚可知。

举之迟大按之松，脉状无涯类谷空，莫把芤虚为一例，芤来迟大如慈葱。

虚脉浮大而迟，按之无力。芤脉浮大，按之中空。芤为脱血，虚为血虚。芤散二脉，见浮脉。

主病诗

脉虚身热为伤暑，自汗怔忡惊悸多。发热阴虚须早治，养营益气莫蹉跎。

分部诗

血不荣心寸口虚，关中腹胀食难舒，骨蒸痿痹伤精血，却在神门尺部也两部居。

《经》曰：血虚脉虚，曰气来虚微，为不及。病在内，曰久病脉虚者死。

分部主病

左寸虚者，心亏惊悸。虚在左关，血不营筋；左尺得虚，腰膝痿痹；右寸虚者，自汗喘促；虚在右关，脾寒食滞；右尺得虚，寒证蜂起。汪子良曰：尺虚寸搏，血崩可决。肝肾并虚，则不可治。虚候宜补，右气左血，浮阳沉阴，寸尺仿例。

抉微

李士材曰：《经》云：血虚，脉虚，而独不言气虚者，何也？气为阳，主浮分，血为阴，主沉分，虚脉愈按愈软，浮分大而沉分空，故独主血虚耳。虚脉兼迟，迟为寒象，症之虚极者，必挟寒，理势然也。故虚脉行于指下，则益火之原，可划然决矣。更有浮取之，而且大且数，重按之，而豁然如无，此内真寒，而外假热，治以热药冷服，内真热而外假寒之剂。

张路玉曰：叔和以虚脉迟大，每见气虚喘乏，往往有虚大而数者，且言血虚脉虚。东垣以气口脉大而虚者，为内伤于气；若虚大而时显一涩，为内伤于血。凡血虚之病，非显涩弱，则弦细芤迟。如伤暑脉，虚为气虚，弦细芤为血虚，气血之分了然矣。慎斋有云：脉洪大而虚者防作泻，可知虚脉多脾家气分之病，大则气血不敛之故。

正伪

《伪诀》云：寻之不足，举之有余，是浮脉而非虚脉矣。浮以有力得名，虚以无力取象，有余二字，安可施之虚脉乎？杨仁斋曰：状如柳絮，散慢而迟。滑伯仁曰：散大而软。二家之言，俱是散脉而非虚脉矣。

审疑似

虚脉者，指下虚大而软，如循鸡羽之状，中取重按，皆弱而少力，久按仍不乏根，不似芤脉之豁然中空，按久渐出；涩脉之软弱无力，举指即来；散脉之散漫无根，重按久按，绝不可得也。

宜忌

仲景云：脉虚不可吐。腹满脉虚复厥者，不可下。脉阴阳俱虚，热不止者死。惟癫疾而脉虚者可治者，以其神出舍空，可行峻补。若脉实大，为顽痰固结，搜涤不应为难耳。

实阳

体状诗

浮沉皆得大而长，应指无虚幅幅强。热蕴三焦成壮火，通肠发汗始安康。幅幅，坚实貌。

相类诗

实脉浮沉有力强，紧如弹索转无常。须知牢脉帮筋骨，实大微弦更带长。

主病诗

实脉为阳火郁成，发狂谵语吐频频。或为阳毒或伤食，大便不通或气疼。

分部诗

寸实应知面热风，咽疼舌强气填胸，当关脾实中宫满，尺实腰肠痛不通。

分部主病

血实脉实，火热壅结。左寸实者，舌强气壅，口疮咽痛；实在左关，肝火胁痛；左尺得实，便秘腹疼。右寸实者，呕逆咽痛，喘嗽气壅；实在右关，伏阳蒸内，中满气滞；右尺得实，脐痛便难，相火亢逆。

抉微

李士材曰：脉实，必有大邪、大热、大积、大聚。故《经》曰：血实脉实。又曰：气来实强，是谓太过。由是测之，皆主实热。其所主病，大约与数脉同类，而实则过之，以其蕴蓄之深也。

张路玉曰：邪气盛则实，非正气充也，热邪亢极而暴绝者有之。

宜忌

《诊宗三昧》云：伤寒，阳明病，不大便而脉实，则宜下，下后脉实大。或暴微欲绝，热不止者死。厥阴病，下利脉实者，下之死。其消瘅鼓胀坚积等病，皆以脉实为可治，若泄而脱血，及新产骤虚，久病虚羸，而得实大之脉，良不易治也。

正伪

《汇辨》云：实主邪气有余，所以叔和有尺实则小便难之说。《伪诀》谬以尺实为小便不禁，何相反？又妄谓如绳应指来，则是紧脉之形，而非实脉之象矣。紧脉弦急如切绳，而左右弹人手；实脉则且大且长，三候皆有力也。紧脉者，热为寒束，故其象绷急，而不宽舒；实脉者，邪为火迫，故其象坚满，而不和柔也。

实主虚寒之误

张洁古惑于《伪诀》实主虚寒之说，而遂以姜附施治，此甚不可为训。或实脉而兼紧脉者，庶乎相当。

长阳

体状相类诗

过于本位脉名长，弦则非然但满张。弦脉与长争较远，良工反度自能量。

主病诗

长脉迢迢大小匀，反常为病似牵绳。若非阳毒癫痫病，即是阳明热势深。

汪子良曰：浮洪而长，癫狂热深。伤寒脉长，阳明热伏。沉细而长为积。

分部主病

长主有余，气逆火盛。左寸长者，君火为病；长在左关，木实之殃；左尺见长，奔豚冲竞。右寸长者，满逆为定；长在右关，土郁胀闷；右尺见长，相火专令。

抉微

《素问·平人气象论》曰：肝脉来软弱招招，揭长竿末梢曰肝平。肝脉来盈实而滑，如循长竿，曰肝病。故知长而和缓，即合春生之气，而为健旺之征；长而硬满，即属火亢之形，而为疾病之应。长脉在时为春，在卦为震，在人为肝，肝主春生之令，天地之气，至此而发舒。《经》曰：长则气治。李月池曰：心脉长者，神强气壮；肾脉长者，蒂固根深，皆言平脉也。如上文主病云云，皆言病脉也。若病人脉长，病虽甚而可治也。

李士材曰：旧说过于本位，名为长脉，久久审度，而知其必不然也。寸而上过，则为溢脉；寸而下过，则为关脉；关而上过，即属寸脉；关而下过，即属尺脉；尺而上过，即属关脉；尺而下过，即为覆脉。由是察之，长则过于本位，理之所必无，而义之所不合也。惟其状如长竿，则直上直下，首尾相应，非若他脉之上下参差，首尾不匀者也。凡实牢弦紧四脉，皆兼长脉，故古人称长主有余之病，非无本之说也。

短阴

体状相类诗

短脉涩小，首尾俱俯，中间突起，不能满部。汪子良曰：或前有后无，或前无后有，或两头俱无，如龟藏头缩尾。

两头缩缩名为短，涩短迟迟细且难。短涩而浮秋喜见，三春为贼有邪干。涩微动结，皆兼短脉。

主病诗

短脉惟于尺寸寻，短而滑数酒伤神。浮为血涩沉为痞，寸主头疼尺腹疼。

分部主病

短主不及，为气虚证。左寸短者，心神不定；短在左关，肝气有伤；左尺得短，少腹必疼。右寸短者，肺虚头痛；短在右关，膈间为殃；右尺得短，真心不隆。

滑伯仁曰：气不足以前导其血也，为阴中伏阳，为三焦气壅，为宿食不消。

杨仁斋曰：无力为气虚，有力为壅，阳气伏郁不伸之象。下之则愈。

抉微

按：风邪脉多弦长，见于左寸及气口外侧。短则气病，故虚劳脉必于内侧见之。脉之短长，可以参内伤外感之候。

李士材曰：戴同父云：关不诊短。以上不通寸，下不通尺，是阴阳绝脉，故短脉只见于尺寸。然尺寸可短，依然阴绝阳绝矣。殊不知短脉非两头断绝也，特两头俯而沉下，中间突而浮起，仍自贯通者也。

朱改之先生曰：愚谓一指单按，见短是病脉。若三指齐按，仍上下贯通，非阴阳绝脉比也，故关可诊短。

张路玉曰：短脉由胃气阨塞，不能条畅百脉。

或因痰气食积，阻碍气道，亦有阳气不充而脉短。《经》谓寸口脉中手短者，曰头痛是也。

短脉宜于肺说

《汇辨》云：《经》曰：短则气病。盖以气属阳，主乎充沛，若短脉独见，气衰之确兆也，然肺为主气之脏，偏与短脉相应，何也？《经》曰：平脉来厌厌聂聂，如落榆荚，则短中自有和缓之象，气仍治也；若短而沉且涩，是气不治而病也。

李时珍曰：长脉属肝，宜于春；短脉属肺，宜于秋，但诊肺肝，则长短自见。故知非其时，非其部，即为病脉也。叔和云：应指而回，不能满部，亦非短脉之合论也。

洪阳

体状诗

洪脉极大，状如洪水，来盛去衰，滔滔满指。《经》曰：大则病进，以其血气方张也。

脉来洪盛去还衰，满指滔滔应夏时。若在春秋冬月分，升阳散火莫狐疑。

相类诗

洪脉来时拍拍然，去衰来盛似波澜。欲知实脉参差处，举按弦长愊愊坚。

洪而有力为实，实而无力为洪。

主病诗

脉洪阳盛血应虚，相火炎炎热病居。胀满胃翻须早治，阴虚泄痢可愁如。

分部诗

寸洪心火上焦炎，肺脉洪时金不堪，肝火胃虚关内察，肾虚阴火尺中看。

分部主病

汪子良曰：洪转细兮，病退气弱。暮洪朝细，老人六脉。浮洪两寸，洪盛俱逆。

抉微

盛启东曰：服凉药而脉反洪大无力，法宜温补。或曰：危症从阳散而绝，脉必先见洪大滑盛，乃真气尽脱于外也，凡久嗽久病之人，及失血下痢者，俱忌洪脉。《经》云：形瘦脉大，多气者死，可见形证不与脉合，均非吉兆。

论钩之义

《汇辨》云：按：洪脉，在卦为离，在时为夏，在人为心。时当朱夏，天地之气，酣满畅遂，脉者得气之先，故应之以洪。洪者大也，以水喻也。又曰钩者，以木喻也，夏木繁滋，枝叶敷布，重而下垂，故如钩也，钩即是洪，名异实同。夏脉心也，南方火也，万物所以盛长也，其气来盛去衰，故曰钩，反此者病。其气来盛去亦盛，此谓太过，病在外；其气来不盛，去反盛，此谓不及，病在中。太过则令人身热而肤痛，为浸淫；不及则令人烦心，上见咳唾，下为气泄。

论脉平贼虚实微邪

《脉经》曰：夏脉洪大而散，名曰平。脉反得沉濡而滑者，是肾之乘心，水之克火，为贼邪，死不治。反得大而缓者，是脾之乘心，子之扶母，为实邪，虽病自愈。反得弦细而长者，是肝之乘心，母之归子，为虚邪，虽病易治。反得浮涩而短者，是肺之乘心，金之凌火，为微邪，虽病即瘥。

审疑似

《诊家正眼》云：《经》以洪脉，为来盛去衰，颇有微旨。大抵洪脉，只是根脚阔大，却非坚硬，若使大而坚硬，则为实脉，而非洪脉矣。《经》又云：大则病进。亦以其气方张也。

脉洪坏病

有屡下而热势不解，脉洪不减，谓之坏病，不可救治。洪为阳气满溢，阴气垂绝之脉，故霭霭然如车盖者，为阳结。

附：论大脉

丹溪曰：大，洪之别名。病内伤者，阴虚为阳所乘，故脉大，当作虚治；外伤者，邪客于经脉亦大，当以邪胜治之，皆病方长之势也。

《素问》云：粗大者阴不足，阳有余为热中也。

伯仁曰：大脉浮取若洪而浮，沉取大而无力，为血虚，气不能相入也。

徐春甫曰：脉为血气之精华，无邪气相干，则自雍容和缓，今病虽未形，而邪已形于脉，恣其盛大之势，所以逆知病之必进也。

微阴

体状相类诗

微脉极细，而又极软，似有若无，欲绝非绝，《素问》谓之小，气血微，则脉微也。

微脉轻微瞥瞥乎，按之欲绝有如无。微为阳弱细阴弱，细比于微略较粗。

主病诗

气血微兮脉亦微，恶寒发热汗淋漓。男为劳极诸虚候，女作崩带下血医。

分部诗

寸微气促或心惊，关脉微时胀满形，尺部见之精血弱，恶寒消瘅痛呻吟。

分部主病

滑伯仁曰：浮而微者阳不足，必身恶寒；沉而微者阴不足，主脏寒下痢。

分诊

滑伯仁曰：左寸微，心虚惊怯忧惕，营血不足；关微，四肢恶寒拘急；尺微，伤精尿血，女人崩带。

右寸微，寒痞，冷痰不化，少气；关微，胃寒气胀，食不化，脾虚噫气，腹痛；尺微，泄泻，脐下冷痛。士材云：阳衰命绝。

抉微

李士材曰：仲景云脉瞥瞥如羹上肥，状其软而无力也；萦萦如蚕丝，状其细而难见也。轻取之如无，故曰阳气衰；重按之而欲绝，故曰阴气竭。长病得之，死，谓正气欲次绝也；卒病得之，生。谓邪气不至深重也。

张路玉曰：《经》言寸口诸微亡阳。微属气虚，见症在上，则有恶寒多汗少气之患，在下则有失精脱泻少食之虞，总之与血无预。所以萦萦如蜘蛛丝者，仲景谓阳气之衰。

喻嘉言曰：在伤寒证，惟少阴有微脉，他经则无。其太阳膀胱，为少阴之腑，才见脉微恶寒，仲景早从少阴施治，而用附子、干姜矣。盖脉微恶寒，正阳气衰微所至。

审疑似

世俗每见脉之细者，辄以微细二字并称，是何其言之不审耶！轻取之而如无，故阳气衰；重按之而欲绝，故曰阴气竭。若细脉，则稍较大，显明而易见，非若微脉之模糊而难见也。

卷之七

切诊四

细阴

体状诗

《素问》谓之小。王启玄言如莠蓬，状其柔细也。

细来累累细如丝，应指沉沉无绝期。春夏少年俱不利，秋冬老弱却相宜。

相类诗见微濡

春夏之令，少壮之人，俱忌细脉，谓其不与时合，不与形合也。

主病诗

细脉萦萦血气衰，诸虚劳损七情乖。若非湿气侵腰肾，即是伤精汗泄来。

滑伯仁曰：细者，盖血冷气虚，不足以充故也，为内外俱冷，痿弱洞泄，为忧劳过度，为伤湿，为积，为痛，在内及下。

张路玉曰：胃虚少食，冷涎泛逆，便泄腹痛，湿痹脚软，自汗失精，皆有细脉，但以兼浮兼沉，在寸在尺，分别而为裁决。

分部诗

寸细应知呕吐频，入关腹胀胃虚形，尺逢定是丹田冷，泄痢遗精号脱阴。

抉微

李士材曰：尝见虚损之人，脉已细而身常热，不究其原，而以凉剂投之，使真阳散败，饮食不进，上呕下泄，是速之毙耳。《经》云：少火生气。人非此火，无以运行三焦，熟腐五谷，未彻乎此者，乌可言医哉？

《汇辨》云：大都浮而细者，属之阳分，则见自汗气急等症；沉而细者，属阴分，则见下血血痢等症。

病忌

虚劳之脉，细数不可并见，并见者必死。细则气衰，数则血败，气血交穷，短期将至。吐利失血，得沉细者生。忧劳过度之人，脉亦多细，为自残其气血也。

附：论小脉

滑伯仁曰：小脉，非细如发也，浮沉取之，悉皆损小，在阳为气不足，在阴为血不足。前大后小，则头痛目眩；前小后大，则胸满短气。

张路玉曰：即仲景来微去大之变辞，虚中挟实之旨。小弱见于人迎，卫气衰也；见于气口，肺胃弱也；寸小阳不足，尺小阴不足。若小而按之不衰，久按有力，又为实热固结之象。总由正气不充，不能鼓搏热势于外，所以隐隐略见滑热于内也。

慎庵按：小脉，即细脉之别称，亦犹大脉之与洪脉，同一体也，况其主病皆同，故但附见于此，乃一脉而异名，勿歧视之可也。

审疑似

《诊宗三昧》云：小脉者，三部皆小，而指下显然，不似微脉之微弱依稀，细脉之微细如发，弱脉之软弱不前，短脉之首尾不及也。

正误

《脉诀》言往来极微，是微反大于细矣，与经旨相背。

濡阴，即软字

体状诗

濡脉细软，见于浮分，举之乃见，按之即空，叔和比之绵浮水面，时珍比之水上浮沤，皆状其随手而没之象也。

濡形浮细按须轻，水面浮绵力不禁。病后产中犹有药，平人若见是无根。

相类诗

浮而柔细知是濡，沉细而柔作弱持。微则浮微如欲绝，细来沉细近于微。

浮细如绵曰濡，沉细如绵曰弱。浮而极细如绝曰微，沉而极细不断曰细。

主病诗

濡为亡血阴虚病，髓海丹田暗已亏。汗雨夜来蒸入骨，血山崩倒湿侵脾。

分部诗

寸濡阳微自汗多，关中其奈气虚何，尺伤精血虚寒甚，温补真阴可起疴。濡为少气，为泄泻、为痰、为渴、为眩运。

分部主病

濡主阴虚，髓竭精伤。左寸濡者，健忘惊悸；濡在左关，血不荣筋，左尺得濡，精血枯损。右寸濡者，腠虚自汗；濡在右关，脾虚湿侵；右尺得濡，火败命乖。

抉微

方谷曰：轻诊不知，重按又不可得，稍久隐隐而来，少焉又不可得，存而诊之，又复如是，此濡脉也，为湿伤气血之候。凡形证未见死象，不可便断死。

或曰：濡脉辨内伤外感。气促力劣，恍惚耳鸣，此虚冷之征，必见于右手气口，若人迎濡而气口有力，中气胀闷，腰背酸疼，肢体倦怠，当作湿治。

刘河间曰：濡多兼迟，主极冷。然热泄后，或热极将死者亦濡弱。

张路玉曰：濡为胃气不充之象。故内伤虚劳、泄泻少食、自汗喘乏、精伤痿弱之人，脉虽濡软乏力，犹堪峻补峻温，不似阴虚脱血，纯见细数弦强，欲求濡弱，绝不可得也。

宜忌

李士材曰：浮主气分，浮取之而可得，气犹未败；沉主血分，沉按之而如无，此精血衰败，在久病年老之人，尚未至于必绝，为其脉与证合也，若平人及少壮暴病见之，名为无根脉，去死不远矣。

比类

《诊家正眼》云：叔和言轻手相得，按之无有，《伪诀》反言按之似有，举之无，悖戾一至此耶？且按之则似有，举之则还无，是弱脉而非濡脉矣。濡脉之浮软，与虚脉相类，但虚脉形大，而濡脉形小也；濡脉之细小，与弱脉相类，但弱在沉分，而濡在浮分也；濡脉之无根，与散脉相类，但散脉从浮大而渐至于沉，濡脉从浮小而渐至于不见也。从大而至沉者，全凶；从小而之无者，为吉凶相半也。又主四体骨蒸，盖因肾气衰绝，水不胜火耳。

弱阴

体状诗

弱脉细小，见于沉分，举之则无，按之乃得。《脉经》云：弱脉极软而沉细，不似微脉之按之欲绝，濡脉之按之若无，细脉之浮沉皆细也。

弱来无力按之柔，柔细而沉不见浮。阳陷入阴精血弱，白头犹可少年愁。

相类诗见濡脉

主病诗

弱脉阴虚阳气衰，恶寒发热骨筋萎。多惊多汗精神减，益气调营急早医。

分部诗

寸弱阳虚病可知，关为胃弱与脾衰，欲求阳陷阴虚病，须把神门两部推。

滑伯仁曰：精气不足，故脉痿弱而不振，为痼冷、为烘热、为虚汗。

方谷曰：为痿痓，为厥逆，为血虚，为气少及力乏，为伤精及损血，为耳闭，为眩晕。

分部主病

左寸弱者，惊悸健忘；弱在左关，木枯挛急；左尺得弱，涸流可征。右寸弱者，自汗短气；弱在右关，水谷之疴；右尺得弱，阳陷可验。

抉微

刘河间曰：弱脉虚冷，兼微与迟，然伤风中暑，热盛而自汗大出，则亦缓弱而迟。

李士材曰：浮以阳候，浮取之而如无，阳气衰微之验也。《经》云：脉弱与滑，是有胃气；脉弱与涩，是为久病。愚谓：弱堪重按，阴犹未绝；若兼涩象，则气血交败，生理灭绝矣。

张路玉曰：伤寒首言弱为阴脉，即阳经见之，亦属阳气之衰，可见。脉弱无阳，必无实热之理，祗宜辨析真阳之虚，与胃气之虚，及夏月伤冷水，水行皮中所至耳。在阴经见之，虽为合脉，然阳气衰微已极，非峻温峻补，良难春回寒谷也。

宜忌

《诊宗三昧》云：弱脉惟血痹虚劳，久嗽失血，新产及老人久虚，脉宜微弱，然必弱而和滑，可卜胃气之未艾。若少壮暴病，而见弱脉，咸非所宜，即血证、虚证，脉弱而兼之以涩，为气血交败矣。

简误

慎庵按：《脉经》云：弱脉为虚热作病，有热不可太攻，热去则寒起。然虚热，从无用攻之理，攻之不但寒起，恐元气亦从此而脱，当去此太字。云有热不可攻，方为中肯之言。

紧阴中之阳

体状诗

紧脉有力，左右弹人，如绞转索，如切紧绳。李濒湖曰：紧乃热为寒束之脉，故急数如此，要有神气，《素问》谓之急。

举如转索切似绳，脉象因之得紧名，总是寒邪来作寇，内为腹痛外身疼。

相类诗见弦实

《汇辨》云：天地肃杀之气，阴凝收敛，其见于脉也为紧，较之于弦，更加挺劲之异。仲景曰：如转索无常。叔和云：数如切绳。丹溪云：如纫箪线，譬如以二股三股纠合为绳，必旋绞而转，始得紧而成绳。可见紧之为义，不独纵有挺急，抑且横有转侧也。

主病诗

紧为诸病主于寒，喘咳风痫吐冷痰。浮紧表寒须发越，紧沉温散自然安。

急而紧者，是谓遁尸；数而紧者，当主鬼击。

分部诗

寸紧人迎气口分，当关心腹痛沉沉，尺中有紧为阴冷，定是奔豚与疝疼。

张路玉曰：紧为诸寒收引之象。亦有热因寒束，而烦热拘急疼痛者，如太阳寒伤营证是也。然必人迎浮紧，乃为表证之确候；若气口盛坚，又为内伤饮食之兆。《金匮》所谓脉紧头痛风寒，腹中有宿食也。

刘河间曰：与洪数相兼者，为热痛；或微细阴脉相兼者，为寒痛。

分部主病

汪子良曰：左寸浮紧伤寒，沉紧心中气逆冷痛；

右寸浮紧，头疼，鼻塞，膈壅，沉紧滑，肺实咳痰。左关浮紧筋疼，沉紧胁疼，寒郁紧实痃癖；右关浮紧腹膨，沉紧腹疼吐逆。尺脉浮紧，腰脚痛，按涩则为耳闭；沉紧脐下痛，小便难；细紧小肠疝气。

慎庵按：伤寒乃风寒伤在营卫，故仲景统诊于寸口，未尝分属。但云：浮缓为风伤卫，浮紧为寒伤营。今云：左寸浮紧伤寒，况左寸乃君火之位，与寒何涉？此亦汪氏千虑之一失也。

张三锡曰：左三部弦紧，疝瘕痛；右脉弦紧而滑，积滞腹痛。

抉微

或云：伤寒脉紧，病气脉气俱有余，若内伤杂证而脉紧，是正气与胃气俱虚，一味邪气用事。脉气有余，病气不足，法当温补，正气复，则邪退而脉自和平，若用攻伐，反伤正气而危矣。

李士材曰：咳嗽虚损之脉，而得沉紧，谓正气已虚，而邪已痼矣，故不治。

审形似

紧之与迟，虽主乎寒，迟则血气有亏，乃脉行迟缓而难前；紧则寒邪凝袭，乃脉行夭矫而搏击。须知数而流利则为滑脉，数而有力则为实脉，数而绞转则为紧脉。

《诊宗三昧》云：夫脉按之紧，如弦直上下行者痉，若伏坚者为阴痉，总皆经脉拘急，故有此象。若脉至如转索，而强急不和，是但紧无胃气也，岂堪尚引日乎？

慎庵按：紧脉似急数而不甚鼓，暴证见之，为腹痛身疼，寒客太阳，或主风痉痫症。若中恶浮紧，咳嗽沉紧，皆主死者，此证与脉反也。又有如紧之脉，乃伤寒阴证绝阳，七日、九日之间，若得此脉，仲景云脉见转索无常者，即日死。盖紧本属病脉，而非死脉，但以新久之异，便有生死之分，不可不察。

正伪

《脉诀》言寥寥入尺来，比拟失伦。崔氏言如线，皆非紧状。或以浮紧为弦，沉紧为牢，亦近似耳。

缓阴

体状诗

张太素云：如丝在经，不卷其轴，应指和缓，往来甚匀。杨玄操曰：如初春杨柳舞风之象。

缓脉阿阿四至通，柳梢袅袅飐轻风，欲从脉里求神气，只在从容和缓中。

相类诗见迟脉

主病诗

缓脉营衰卫有余，或风或湿或脾虚。上为项强下痿痹，分别浮沉大小区。

分部诗

寸缓风邪项背拘，关为风眩胃家虚，神门濡泄或风秘，或是蹒跚足力迂。

兼脉主病

缓为胃气，不主于病。取其兼见，方可断证。浮缓伤风，沉缓寒湿；缓大风虚，缓细湿痹；缓涩脾薄，缓弱气虚。

分部主病

汪滑合曰：两寸浮缓，伤风项背急痛。左寸沉缓，心气虚，怔忡健忘。右寸沉缓，肺气虚短。左关浮缓，风虚眩晕；沉缓气虚，腹胁气结。右关浮缓，腹膨；沉缓，脾胃气虚少食。从容和缓为平。尺逢浮缓，足痿。左尺沉缓，肾虚冷，小便数，女人月事多；右尺沉缓，泄泻，肠风入胃。

体象胃气

蔡氏曰：缓而和匀，不浮不沉，不大不小，不疾不徐，意思欣欣，悠悠扬扬，难以名状者，此真胃气脉也。

抉微

方谷曰：凡缓脉之见，不可见于纯缓，如缓而兼四时之脉可也，缓而兼五脏之脉可也，否则徒缓而不兼，犹《脉经》所谓但弦无胃气曰死，肝脉纯缓者亦曰死。又曰：仲景云：伤寒以缓为和，主病退；杂病以缓为迟，主病进。此缓之脉，又不可以例推者矣。

迟缓不相类

李士材曰：缓脉以宽舒和缓为义，与紧脉正相反也。然缓脉迟脉，又绝不相类。缓以脉形宽纵得名，迟以至数不及为义。《脉经》云：小快于迟，以至数论缓，亦一失也。

附：论缓脉主热见后管窥

弦阳中之阴

体状诗

弦如琴弦，轻虚而滑，端直以长，直下挺然。

弦脉迢迢端直长，肝经木旺土应伤。怒气满胸常欲叫，翳矇瞳子泪淋浪。

相类诗

弦脉端直如丝弦，紧则如绳左右弹。紧言其力弦言象，牢脉弦长沉伏间。又见长脉。

主病诗

弦应东方肝胆经，饮痰寒热疟缠身。浮沉迟数须分别，大小单双有重轻。

滑伯仁曰：弦为血气收敛，为阴中伏阳，或经络间为寒所入，为痛、为疟、为拘急、为寒热、或云：半表半里脉弦，主寒热往来，劳伤脉亦弦，主虚寒虚热、为血虚盗汗、为寒凝气结、为疝、为饮、为劳倦。按：肝为罢极之本，肝脉弦，故主劳倦。双弦胁急痛，弦长为积。

分部诗

寸弦头痛膈多痰，寒热癥瘕察左关，关后胃寒心腹痛，尺中阴疝脚拘挛。

分部主病

滑汪合曰：左寸弦，头痛盗汗，浮弦沉大心痛；右寸弦，头痛痰嗽。左关弦，寒热癥瘕；右关弦，胃寒腹痛，弦细少食怠惰。尺浮弦急，下部为痛。左尺，少腹腰脚痛。沉弦细涩，阴证寒羁。右尺，足挛疝痛。

兼脉主病

李士材曰：弦为肝风，主痛、主疟、主痰、主饮。弦数多热，弦迟多寒。阳弦头痛，阴弦腹痛，痛在少腹。浮弦支饮外溢，沉弦悬饮内痛。弦大主虚，弦细拘急。单弦饮癖，双弦寒痼。若不食者，木来克土，病必难治。饮停在上，不在胃，而支留于心胸；饮停在下，不在胃，而悬留于腹胁，故一弦而浮，一弦而沉也。阳弦者，寸弦也，邪在三阳，三阳走头，故头痛；阴弦者，尺弦也，邪在三阴，三阴走腹，故腹痛。

汪子良曰：弦为气敛，阴虚冷痹。浮弦风邪，弦细少气。春病无弦，失主非宜；秋深弦盛，木实金虚，弦状多同。土逢木抑，弦兼濡滑，胃虚痰饮，兼急疼痛。左浮弦涩，夏与秋逢，则为疟疾，按之即滑，热多寒少奚疑。弦兼洪盛，先宜解邪散热；右关虚弱邪轻，补剂方可施用。

抉微

丹溪云：弦为春令之脉，非春时而见者，木为病也；木为病，则肝邪盛矣；肝之盛，金之衰也；金之衰，火之炎也；火之炎，水之弱也，金不足以制木，则土病矣。木贼土败为病，先哲盖尝言之，惟金因火伏，木寡于畏之论犹未明。倘非滋水以降火，厚土以养金，而反以行湿、散风、导郁为之辅佐，邪何由去？病何由安？况弦脉治法，又有隔二隔三之异，故不容于自默也。若曰不然，何弦属阳？而仲景列为五阴之数，至于败散残贼之脉，又以弦为之首，涩为之中，其意可见。

张路玉曰：凡病脉弦，皆阳中伏阴之象。虚证误用寒凉，两尺脉必变弦。胃虚冷食停滞，气口多见弦脉。在伤寒表邪全盛之时，中有一部见弦，或兼迟兼涩，便是夹阴之候。客邪虽盛，急须温散，汗下猛剂，咸非所宜，即非时感冒，亦宜体此。历诊诸病，属邪盛而见弦者，十常二三，属正虚而见弦者，十常六七，如腹痛、鼓胀、胃反、胸痹、癥瘕、蓄血、中暍、伤风、霍乱、滞下、中气郁结、寒热痞满等病，皆有弦脉，总由中气无权，土败木贼所致。但以弦多弦少，以证胃气之强弱；弦实弦虚，以证邪气之虚实。以脉和缓为胃气，虚劳寸口脉多数大，尺弦细搏指者，是但弦无胃气也，不治。

潘邓林曰：饮食入于胃，若阳运之力薄，则停留而成饮证，弦为阴脉，敛束急直，无抑扬鼓动之势，正阳运之不及也。《汇辨》谓：弦主痰，然以饮较痰，尚未结聚，故所以弦不似滑之累累替替之有物形也。或曰弦寒敛束，气不舒畅，故主痛。

戴同父曰：弦而软其病轻，弦而硬其病重，深契《内经》之旨。两关俱弦，谓之双弦，若不能食，不治。

《脉鉴》云：两手脉弦为双，一手脉弦为单，单弦则胸腹痰饮为癖，双弦则阴寒痼积于内，或胁急疼痛，弦长为积。

按：汪子良云：双弦为饮，并出而细，似一双弦，又非两部之谓。

蔡西山曰：阳搏阴为弦，阴搏阳为紧，阴阳相搏为动，虚寒相搏为革，阴阳分体为散，阴阳不续为代。

正误

李时珍曰：《脉诀》谓弦象，时时带数，又言脉紧状绳牵，皆非弦象，今削之。《脉鉴》云：方谷又谓弦即数也，数即弦也，有弦之处，而无数之句，皆非弦脉，不合《经》旨，今并正之。

芤阳中阴

体状诗

芤乃草名，绝类慈葱，浮沉俱有，中候独空。芤草状与葱无异，假令以指候葱，浮候之，着上面之葱皮；中候之，正当葱中空处；沉候之，又着下面之葱皮。见空之为义，两边俱有，中央独空之象。刘三点云：芤脉何似？绝类慈葱，指下成窟，有边无中。叔和云：芤脉浮大而软，按之中央空，两边实。二家之言，已无遗蕴矣。戴同父云：营行脉中，脉以血为形。芤脉中空，脱血之象。《素问》无芤名。

芤形脉大软如葱，按之旁有中央空，火犯阳经血上溢，热侵阳络下流红。

相类诗

中空旁实乃为芤，浮大而迟虚脉呼。芤更带弦名曰革，芤为亡血革虚寒。此句《脉鉴》改。

分部主病诗

寸芤失血病心忪，关芤呕血肠胃痈。尺部见之多下血，赤淋红痢漏崩中。

左寸芤，主心血妄行，为吐衄；关芤，主胁间血气痛，肝虚不能藏血，亦为吐血目暗；尺芤，小便血，女人月事为病。右寸芤，肺家失血，为衄为呕；关芤，肠痈下脓血，及呕血不食；尺芤，大便血。《脉鉴》：张三锡曰：关芤，肝血伤，必暴怒动血，胸中胀，仍有瘀血也。

抉微

张路玉曰：凡血脱脉芤，而有一部独弦，或带结促涩滞者，此为阳气不到，中挟阴邪之兆，是即瘀血所结处也，所以芤脉须辨一部二部，或一手二手，而与攻补，方为合法。

辨妄

李士材曰：《脉诀》云：两头有，中间无。以头字易叔和之边字，则是上下之脉，划然中断，而成阴绝阳绝之诊。又云：寸芤积血在胸中，关内逢芤肠里痈，是以芤为蓄血积聚之实脉，非失血虚家之空脉矣。时珍亦祖述其言，岂曾未精思耶？《伪诀》又云：芤主淋沥，气入小肠，与失血之候有何干涉？即叔和云：三部脉芤，长病得之生，卒病得之死，然暴失血者，脉多芤，而谓卒病得之死可乎？其言亦不能无疵也。

革阴

体状主病诗

革脉弦而芤。仲景如按鼓皮。丹溪浮弦大虚，内虚外实。子良革大弦急，浮取即得，按之乃空，浑如鼓革。

仲景曰：弦则为寒，芤则为虚，虚寒相搏，此名曰革。男子亡血失精，妇人半产漏下。《脉经》曰：三部脉革，长病得之死，卒病得之生。慎庵按：芤乃边有中空，革为上下实而中虚也。《正眼》云：革主表寒，亦属中虚。

革脉形如按鼓皮，芤弦相合脉寒虚，女人半产并崩漏，男子营虚或梦遗。

相类诗见芤牢

滑伯仁曰：革为中风寒湿之诊。

李士材曰：表邪有余，而内则不足。

分诊

左寸革者，心血虚痛；右寸革者，金衰气壅。左尺得革，精空可必；右尺得革，殒命为忧，女人得之，半产漏下。左关革者，疝瘕为祟；右关革者，土虚而痛。

抉微

《诊家正眼》曰：按《甲乙经》云：浑浑革革，至如涌泉，病进而危；弊弊绵绵，其去如弦绝者死。谓脉来浑浊，革变急如泉涌，出而不返也。观其曰涌泉，则浮取不止于弦大，而且数且搏且滑矣；曰弦绝，则重按之不止于豁然，而且绝无根蒂矣，故曰死。

辨妄

李时珍曰：弦芤二脉相合，故为亡精失血之候，诸家皆以为牢脉，故或有革无牢，有牢无革，混淆不辨，不知革浮牢沉，革虚牢实，形证皆异也。

李士材曰：王贶以为溢脉者，因《甲乙经》有涌泉之语，而附会其说也。不知溢脉者，自寸而上贯于鱼际，直冲而上，如水之沸而盈溢也，与革脉奚涉乎？滑氏以革为变革之义，误矣。若曰变革，是怪脉也，而革果怪脉乎？则变革之义何居耶。

牢阴中之阳

体状相类诗

牢脉似沉似伏，实大而长，微弦。《脉经》牢在沉分，大而弦实，浮中二候，了不可得。《正眼》：扁鹊曰：牢而长者肝也。或曰：实脉沉大而长，指下鼓击，急数往来，动而能移；牢脉沉而有力，动而不移，为阴寒凝固之象，均一动也，只争移与不移，而主病悬殊。

弦长实大脉牢坚，牢位常居沉伏间，革脉芤弦自浮起，革虚牢实要详看。

主病诗

寒则牢坚里有余，腹心寒痛木乘脾。疝㿗癥瘕何愁也，失血阴虚却忌之。

张仲景曰：寒则牢坚，有牢固之象。

李时珍曰：牢主寒实之病，木实则为痛，主心腹寒痛。

柳氏曰：主有积，主疼痛不移其处。

张路玉曰：湿痉拘急，寒疝暴逆，坚积内伏，乃有是脉，治方不出辛热开结，甘温助阳之治。设更加之以食填中土，大气不得流转，其变故在于须臾，可不为之密察乎？

按：牢为气结、为痈疽、为劳伤痿极、为痰实气促。牢而数，为积热；牢而迟，为痼冷。大抵其脉，近乎无胃气也，故皆指为危脉。

分诊

左寸牢者，伏梁为患；右寸牢者，息奔可定。左尺得牢，奔豚为患；右尺得牢，疝瘕痛甚。左关牢者，肝家血积；右关牢者，阴寒痞积。

抉微

李士材曰：牢脉所主之证，以其在沉分也，故悉属阴寒；以其形弦实也，故咸为坚积。积之成也，正气不足，而邪气深入，牢固而成五积。及一切按之应手者曰癥，癥者，为其有所征兆于外也，假物成形曰瘕，瘕者，谓假气血以成形也，见于肌肉间者曰痃，结于隐癖处曰癖。《经》曰：积之始生，得寒乃生，厥乃成积，故牢脉咸主之。

审形似

按：沈氏曰：似沉似伏，牢之位也；实大弦长，牢之体也。牢脉不可混于沉脉、伏脉，须细辨耳。沉脉如绵裹砂，内刚外柔，然不必兼大弦也；伏脉非推筋至骨，不见其形；在于牢脉，既实大，才重按之，便满指有力，以此为别耳。吴草庐曰：牢为寒实，革为虚寒，安可混乎？

辨妄

按《脉诀》云：寻之则无，按之则有，但依稀仿佛，却不言实大弦长之形象，是沉脉而非牢脉矣。

又曰：脉入皮肤，辨息难，更以牢为死亡之脉，其谬可胜数哉。

《脉诀》又云：肾间疼痛，气居于表。池氏以为肾传于脾，皆谬妄不经。

宜忌

若夫失血亡精之人，则内虚而当得革脉，乃为正象；若反得牢脉，是脉与证反，可与卜期短矣。

扁鹊曰：软为虚，牢为实。失血者，脉宜沉细，反浮大而牢者死。虚病见实脉也。

伏阴

体状诗

伏脉重按着骨，指下裁动。《脉经》脉行筋下。《刊误》三按俱无，推筋而取。子良

伏脉推筋着骨寻，指间裁动隐然深。伤寒欲汗阳将解，厥逆脐疼证属阴。

相类诗见沉脉

主病诗

伏为霍乱吐频频，腹痛多缘宿食停。蓄饮老痰成积聚，散寒温里莫因循。

分部诗

食郁胸中双寸伏，欲吐不吐常兀兀，当关腹痛困沉沉，关后疝疼还破腹。

滑伯仁曰：伏为阴阳潜伏，关膈闭塞之候，为积聚、为瘕疝、为食不消、为霍乱、为水气、为营卫气闭而厥逆。关前得之为阳伏，关后得之为阴伏。

张三锡曰：痛极脉必伏，凡心腹胃脘暴痛皆然。

张路玉曰：有邪伏幽深，而脉伏不出者，虽与

短脉之象有别，而气血壅滞之义则一。凡气郁血结久痛，及留饮宿食，霍乱大吐大利，每多沉伏，皆经脉阻滞，营卫不通之故，所以妊妇恶阻，常有伏匿之脉，此又脉症之变耳。若六七日烦扰不宁，邪正交并而脉伏者，又伤寒战汗之兆，不可以伏为阴脉，误投辛热。

分诊

滑伯仁曰：左寸伏，心气不足，神不守舍，沉忧郁郁；右寸伏，寒痰冷积。《鉴》云：胸中气滞。左尺伏，肾寒精虚，疝瘕寒痛；右尺伏，脐下冷痛，下焦虚寒。左关伏，血冷，胁下有寒气；右关伏，中脘积块作痛，胃中停滞。

抉微

李时珍曰：伤寒一手脉伏曰单伏，两手脉伏曰双伏。不可以阳症见阴脉为诊，乃火邪内郁，不得发越，阳极似阴，故脉伏必有大汗而解。又夹阴伤寒，先有伏阴在内，外复感寒，阴盛阳衰，四肢厥逆，六脉沉伏，须投姜附，及灸关元，脉乃复出也。若太溪、冲阳，皆无脉者必死。

刘元宾曰：伏脉不可发汗，为其非表脉也，亦为其将自有汗也。乃《伪诀》云徐徐发汗。而洁古欲以麻黄附子细辛汤发之，皆非伏脉所宜也。

《汇辨》云：伏脉主病，多在沉阴之分，隐深之地，非轻浅之剂，所能破其藩垣也。诸症莫非气血结滞，惟右关右尺，责其无火，盖火性炎上；推筋至骨而形始见，积衰可知，更须以有力无力，细为分辨，则伏中之虚实燎然矣。

动阳

体状诗

动无头尾，其形如豆，厥厥动摇，必兼滑数。汪子良曰：动脉短滑数备。

动脉摇摇数在关，无头无尾豆形团。其原本是阴阳搏，虚则摇分胜者安。

主病诗

动脉专司痛与惊，汗因阳动热因阴，或为泄痢拘挛病，男子亡精女子崩。

滑伯仁曰：动则为虚劳体痛，为泻为崩。

李士材曰：阴阳不和，气搏击则痛，气撺迸则惊也。

分诊

左寸动者，惊悸可断；右寸动者，自汗无疑。左尺得动，亡精失血；右尺得动，龙火奋迅。动在左关，惊及拘挛；动在右关，心脾疼痛。

抉微

《汇辨》云：动脉厥厥动摇，急数有力，两头俯下，中间突起，极与短脉相类，但短脉为阴，不数不硬不滑也。动为阳，且数且硬且滑也。

辨妄

李士材曰：按：关前为阳，关后为阴。故仲景云：阴阳相搏，名曰动。阳动则汗出，分明指左寸之心，汗为心之液；右寸之肺，肺主皮毛而司腠理，故汗出也。又曰：阴动则发热，分明指左尺见动，为肾水不足；右尺见动，谓相火虚炎，故发热也。因是而知旧说言动脉只见于关上者，非也。且《素问》曰：妇人手少阴心脉动甚者，为妊子也。然则手少阴明隶于左寸矣，而谓独见于关可乎？成无己曰：阴阳相搏，则虚者动。故阳虚则阳动。阴虚则阴动。以关前为阳，主汗出；关后为阴，主发热，岂不精妥？又曰：《脉诀》云：寻之似有，举之还无，是弱脉而非动脉矣。又曰：不离其处，不往不来，三关沉沉，含糊谬妄，无一字与动脉合义矣。

动脉之义

王宇泰曰：阳升阴降，二者交通。上下往来于尺寸之内，方且冲和安静，焉睹所谓动者哉？惟夫阳欲降而阴逆之，阴欲升而阳逆之，两者相搏，不得上下，鼓击之势，陇然高起，而动脉之形著矣。此言不啻与动脉传神。

促阳

体状诗

促为急促，数时一止，如趋而蹶，进则必死。

促脉数而时一止，此为阳极欲亡阴。三焦郁火炎炎盛，进必无生退可生。

相类诗见代脉

主病诗

促脉惟将火病医，其因有五细推之。时时喘咳皆痰积，或发狂斑与毒疽。

《正眼》云：促因火亢，亦因物停。促为阳独盛，而阴不能和也，为气怒上逆、为胸满烦躁、为汗郁作喘、为血瘀发斑、为狂妄、为痈肿。诸实热之候，又为血气痰饮食五者之内，而或有一留滞于其间，则脉因之而促。虽然促而有力洪实，为热盛，为邪滞经络；促而无力损小，为虚脱，阴阳不相接之候。虽非恶脉，然渐退渐佳，渐进渐死。

分诊

左寸促者，心火炎炎；右寸促者，气逆痰壅。左尺得位，遗滑堪忧；右尺得促，灼热为定。促在左关，血滞为殃；促在右关，脾宫食滞。

抉微

李士材曰：促脉得之脏气乖违，稽留凝涩，阻其运行之机，因而歇止者，十之六七也，其止为轻；得于真元衰惫，阳弛阴涸，失其揆度之常者，十之二三也，其止为重。燕都王湛六，以脾泄求治。神疲色瘁，诊得促脉，或十四五动一止，或十七八动一止。是真元败绝，阴阳交穷，而促脉呈形，与稽留凝泣而见促者，大不侔矣。法在不治，一月果殁。

辨妄

李时珍曰：《黎氏脉经》但言数而止为促，《脉诀》乃云并居寸口，不言时止者，谬矣。数止为促，缓止为结，何独寸口哉？

结阴

体状诗

《正眼》云：结为凝结，缓时一止，徐行而怠，颇得其旨。

结脉缓而时一止，独阴偏盛欲亡阳。浮为气滞沉为积，汗下分明在主张。

相类诗见代脉

主病诗

结脉皆因气血凝，老痰积滞苦沉吟，内生积聚外痈肿，疝瘕为殃病属阴。

滑伯仁曰：结为阴独盛而阳不能入也，为积聚、为七情所郁。浮结为寒邪滞经，沉结为积气在内。先以气寒脉缓，而气血痰饮食五者，一有留滞于其间，则为结。

分部主病

左寸结者，心寒疼痛；结在左关，疝瘕必现；左尺得结，痿躄之疴。右寸结者，肺虚气寒；结在右关，痰滞食停；右尺得结，阴寒为楚。

抉微

李士材曰：结而有力者，方为积聚；结而无力者，是真气衰弱，违其运行之常，一味温补为正治。止数频多，叁伍不调者不治。叔和云：如麻子动摇，旋引旋收，聚散不常曰结，主死，是也。

张路玉曰：越人云：结甚则积甚，结微则气微。言结而少力，为正气本衰，虽有积聚，脉结而不甚也。凡寒饮死血，吐利腹痛，癫痫虫积等，气郁不调之病，多有结脉暴见，即宜辛温扶正，略兼散结开痰，脉结自退。尝见二三十至内有一至接续不上，而指下虚微，此元气骤脱，如补益不应，终见危殆。

李濒湖曰：《脉诀》言：或来或去，聚而却还，与结无关。仲景有累累如循长竿曰阴结，蔼蔼如车盖曰阳结。《脉经》又有如麻子动摇，旋引旋收，聚散不常者曰结，主死。此三脉名同实异也。

代阴

体状诗

仲景云：代脉动而中止，不能自还，因而复动。吴氏曰：脉至还入尺，良久方来。结促之止，止无常数；代脉之止，止有定期。

动而中止不能还，复动因而作代看。病者得之犹可疗，平人却与寿相关。

相类诗

数有时止名为促，缓止须将结脉呼。止不能回方是代，结生代死有殊途。

主病诗

代脉元因脏气衰，腹疼泄痢下元亏。或为吐泻中宫病，女子怀胎三月兮。

抉微

《汇辨》云：代主脏衰危恶之病，脾土败坏，吐利为咎；中寒不食，腹疼难救。又云：止有定期者，盖脾主信也，故《内经》以一见代脉，为脏气衰微，脾气脱绝之诊。

黎氏曰：代为真死脉，不分三部，随应皆是。

《正义》云：按：代散之脉，从未有分部位者。予常诊丁子之脉，惟左尺见代，才一至耳，至关上即滑数，余曰：肾气已绝，不可为矣。然群医但见其滑数，不见其代也。

宜忌

滑伯仁曰：无病而羸瘦脉代者，危脉也；若有病而气血乍损，而气不能续者，只为病脉。又妊娠脉代，胎必三月。

李士材曰：伯仁论病脉，为暴病言也，若久病得代脉，万无一生。黄桂岩心疼夺食，脉三动一止，良久不能自还。古人谓：痛甚者脉多代，少得代脉者死，老得代脉者生。桂岩春秋高矣，虽有代脉，不足虑之，果两旬而起。

代义不一

张景岳曰：夫缓而一止为结，数而一止为促，其至或二动，或三动，至乃不等，然皆至数分明，起止有力。所主之病，有因气逆痰壅，而为间阻者；有因血气虚脱，而为断续者；有因生平禀赋多滞，而脉道不流利者，此自结促之谓也。至于代脉之辨，则有不同。如《宣明五气篇》云：脾脉代。《邪气脏腑病形》篇曰：黄者其脉代。皆言脏气之常候，非谓代为止也。又《平人气象论》曰：长夏胃气软弱曰生，但代无胃曰死。乃言胃气去，而真脏见者死，亦非谓代为止也。《根结》篇曰：五十动而不一代者，五脏皆受气；四十动一代者一脏无气，如本篇所云，此乃至数之代，若脉本平匀，而忽强忽弱者，乃形体之代，即《气象论》所云是也。又若脾主四季，而随时更代者，乃气候之代，即《宣明五气》等篇所云是也。凡脉无定候，更变不常，则均谓之代，但当各因其变，而察其情，庶得其妙。

代主脏绝

五十一止身无病，数内有止皆知定，数内者，即五十内之数也。知定者，可定其脏气之死期也。四十一止肾脏衰，三十一止肝气尽，二十一止脾败竭，十动一止心脉绝，四五动止肺经伤。死期便参声色证，两动一止三日死，三四动止五六日，五六一止七八朝，次第推之自无失。

《脉经》云：一动一止二日死，二动一止三日死，三动一止四日死，四动一止六日死，五动一止七日死，六动一止八日死，七动一止九日死，八动一止十日死，九动一止十一日死，十动一止立夏死。

《脉经》又曰：不满五十动一止者，五岁死；四十动而一止者，一脏无气，四岁死；三十动而一止者，二脏无气，三岁死；二十动而一止者，三脏无气，二岁死；十动而一止者，四脏无气，岁中死。

戴同父曰：《脉经》以四脏无气，岁中死，几脏无气，以分别几岁之死期，予窃疑焉。《内经》云：肾绝六日死，肝绝八日死，心绝一日死，果此脏气绝，又安能待四岁、三岁乎。

王宏翰曰：夫戴氏引《内经》而正《脉经》之谬，予会而详思默悟，得其几焉。如某脏之气衰，尚未败绝而见代者，则死期之岁月，从《脉经》而断之；如某脏之气败绝而见代者，则死期之岁月，从《内经》而断之。但《内经》原说某脏绝，而《脉经》当作某脏衰弱也。

慎庵按：王氏断论，亦属模棱，终非画一之论。至谓某脏气衰，尚未败绝，从《脉经》断云云，见亦骑墙，即如其说，若病者脏气衰弱，可延三四岁者，择医而治，临病之工岂无具眼者？治之得宜，用药辅助脏气复旺，因而得生者，亦复不少。由是可知《脉经》之言，亦不足征，徒为浅识者树帜，借口炫奇，删之可也。今仍而不删者，在往籍中，皆录是说，因出《脉经》存而不论。今予因戴、王两家之言，亦存而驳正之曰，必无是理，免滋后学之惑。在当时王氏论脉，而自称曰经，亦云僭矣，今人因其称经，而不论其中是非，可称无识也。况其书，杂引《内经》《伤寒论》《金匮》《中藏经》《扁鹊》《内照经》等文以成书，又乌得称经哉？在往昔圣哲相传，称经尟矣，而王氏混附己见，而亦欲称经，岂非僭乎？故张子路玉有金屑入眼之讥，可称独见也。再有论见后附余。

疾阳

《汇辨》云：疾脉急疾，数之至极，七至八至，脉流薄疾。伯仁曰：疾脉快于数，呼吸之间，脉七至八至，热极之脉也。在阳犹可，在阴为逆。六至以上，脉有两称，或名曰疾，或名曰极，总是急数之脉，数之甚者也。

主病

疾为阳极，阴气欲竭。脉号离经，虚魂将绝。渐进渐疾，旦夕殒灭，毋论寸尺，短期已决。

抉微

李士材曰：经脉流衍，昼夜五十周于身，若一息八至，当一百周，而脉行一千六百余丈矣，必喘促声嘶，仅呼吸于胸中数寸之间，而不能达于根蒂，真阴竭于下，孤阳亢于上，而气之短已极矣。惟伤寒热极，方见此脉；若劳瘵症，亦或见之，俱主死。阴阳易病者，脉常七八至，是已登鬼录者也。

张路玉曰：躁疾皆为火象，惟疾而不躁，按之稍缓，方为热症之正脉。阴毒身如被杖，六脉沉细而疾，灸之不温者死，谓其阳绝也。然亦有热毒入于阴分，而为阴毒者，脉必疾盛有力，不似阴寒之毒，虽疾而弦细无力也。

离经有二义见后《管窥》

散阴

散脉浮乱，有表无里，中候渐空，按则绝矣。散为本伤，见则危殆，必死之候，故不主病。

体象

散脉者，举之浮散，按之则无，去来不明，漫无根蒂，不似虚脉之重按虽虚，而不至于散漫也。散为元气离散之象，故伤寒咳逆上气，其脉散者死，谓形损故也。然形象不一，或如吹毛，或如散叶，或如悬雍，或如羹上肥，或如火薪然。若真散脉，见之必死，非虚大之比。《经》曰：代散则死。若病后大邪去，而热退身安，泄利止而浆粥入胃，或有可生者。

抉微

戴同父曰：心脉浮大而散，肺脉短涩而散，皆平脉也；肾脉软散，诸病脉代散，皆死脉也。古人以代散为必死者，盖散为肾败之征，代为脾绝之征也。肾脉本沉，而散脉按之不可得见，是先天资始之根本绝也；脾脉主信，而代脉歇至，不愆其期，是后天资生之根本绝也，故二脉独见，均为危殆之候，而二脉交见，尤为死之符。

清《诊宗三昧》补

清脉者，轻清缓滑，流利有神，似小弱而非微细之形，不似虚脉之不胜寻按，微脉之软弱依稀，缓脉之阿阿迟纵，弱脉之沉细软弱也。清为气血平调之候，《经》云：受气者清。平人脉清虚和缓，生无险阻之虞。如左手清虚和缓，定主清贵仁慈；若清虚流利者，有刚决权变也，清虚中有一种弦小坚实，其人必机械峻刻；右手脉清虚和缓，定富厚安闲，若清虚流利，则富而好礼，清虚中有种枯涩少神，其人虽丰，目下必不适意。寸口清虚，洵为名裔，又主聪慧；尺脉清虚，端获良嗣，亦为寿征。若寸关俱清而尺中蹇涩，或偏小偏大，皆主晚景不丰，及艰子嗣；似清虚而按之滑盛者，此清中带浊，外廉内贪之应也。

若有病而脉清楚，虽剧无害，清虚少神，即宜温补以助真元。若其人脉素清虚，虽有客邪壮热，脉亦不能鼓盛，不可以为证实脉虚，而失于攻发也。

浊《诊宗三昧》补

浊脉者，重按洪盛，腾涌满指，浮沉滑实有力，不似洪脉之按之软阔，实脉之举之减小，滑脉之往来流利，紧脉之转索无常也。浊为禀赋昏浊之象，《经》云：受谷者浊。平人脉重浊洪盛，垂老不能安闲，如左手重浊，定属污下；右手重浊，可卜庸愚。寸口重浊，家世卑微。尺脉重浊，子姓卤莽。若重浊中有种滑利之象，家道富饶；浊而兼得蹇涩之状，或偏盛偏衰，不享康宁，又主夭枉；似重浊而按之和缓，此浊中兼清，外圆内方之应也。大约力役劳勚之人，动辄劳其筋骨，脉之重浊，势所必然。至于市井之徒，拱手曳裾，脉之重浊者，此非天性使然欤？若平素不甚重浊，因病鼓盛者，急宜攻发，以开泄其邪；若平昔重浊，因病而得蹇涩之脉，此气血凝滞，痰涎胶固之兆，不当以平时涩浊论也。

卷之八

切诊五

病脉宜忌

脉之主病，有宜不宜。阴阳顺逆，吉凶可知。

中风之脉，却喜浮迟；数大急疾，兼见难支。

伤寒热病，脉喜浮洪；沉微涩小，证反必凶。

汗后脉静，身凉则安；汗后脉躁，热甚必难。

阳证见阴，命必危殆；阴证见阳，虽困无害。

伤暑脉虚，弦细芤迟，若兼滑实，别证当知。

劳倦内伤，脾脉虚弱。汗出脉躁，死证可察。

疟脉自弦，弦数者热，弦迟者寒，代散者绝。

泄泻下痢，沉小滑弱，实大浮数，发热则恶。

呕吐反胃，浮滑者昌，弦数紧涩，结肠者亡。

霍乱之候，脉代勿讶，厥逆迟微，是则可嗟。

嗽脉多浮，浮濡易治；深伏而紧，死期将至。

喘息抬肩，浮滑是顺；沉涩肢寒，皆为逆证。
火热之证，洪数为宜。微弱无神，根本脱离。
骨蒸发热，脉数为虚，热而涩小，必殒其躯。
劳极诸虚，浮软微弱，土败双弦，火炎则数。
失血诸证，脉必现芤，缓小可喜，数大堪忧。
蓄血在中，牢大却宜，沉涩而微，速愈者希。
三消之脉，浮大者生，细微短涩，形脱堪惊。
小便淋闭，鼻色必黄，数大可疗，涩小知亡。
癫乃重阴，狂乃重阳，浮洪吉象，沉吉凶殃。
痫宜虚缓，沉小急实，或但弦急，必死不失。
疝属肝病，脉必弦急，牢急者生，弱急者死。
胀满之脉，浮大洪实，细而沉微，岐黄无术。
心腹之痛，其类有九，细迟速愈，浮大延久。
头痛多弦，浮紧易治，如呈短涩，虽救何及。
腰痛沉弦，浮紧滑实，何者难疗，兼大者失。
脚气有四，迟数浮濡，脉空痛甚，何可久持。
五脏为积，六腑为聚，实强可生，沉细难愈。
中恶腹胀，紧细乃生，浮大维何，邪气已深。
鬼祟之脉，左右不齐，乍大乍小，乍数乍迟。

五疸实热，脉必洪数，过极而亢，渴者为恶。

水病之状，理必兼沉，浮大出厄，虚小可惊。

痈疽之脉，浮数为阳，迟则属阴，药宜酌量。

痈疽未溃，洪大为祥，若其已溃，仍旧则殃。

肺痈已成，寸数而实；肺痿之形，数而无力。

肺痈色白，脉宜短涩，浮大相逢，气损失血。

肠痈实热，滑数可必，沉细无根，其死可测。

喉痹之脉，迟数无常，缠喉走马，微伏则难。

中毒之候，尺寸数紧，细微必危，旦夕将殒。

金疮出血，脉多虚细，急实大数，垂亡休治。

运气要略

六气之脉应节候之诊

《素问·至真要大论篇》

厥阴之至，其脉弦。此言主气也。大寒至惊蛰，为厥阴风木主之初气也，其气之至，脉来弦也。但子午之年，客气之初气，乃太阳寒水，然太阳之至，其脉大而长之类。

为医者，学宜活泼，不可拘执。若止言主气，而不言客气，恐临诊有所不应，后学无所适从也。丑未之年，客之初气，厥阴风木；寅申之年，客之初气，少阴君火；卯酉之年，客之初气，太阴湿土；辰戌之年，客之初气，少阳相火；巳亥之年，客之初气，阳明燥金也。

少阴之至，其脉钩。春分至立夏，为少阴君火主之二气也，但子午之年客之二气厥阴风木，即丑未之初气也；丑未之年，客之二气，少阴君火，即寅申之初气，以此类推。

少阳之至，大而浮。小满至小暑，为少阳相火主之三气也，如子午年客之三气，即寅申年客之初气少阴也；丑未年客之三气，即卯酉年客之初气，太阴之类是也。

太阴之至，其脉沉。大暑至白露，为太阴湿土主之四气也，如子午年客之四气，即卯酉年客之初气太阴湿土；丑未年客之四气，即辰戌年客之初气，少阳之类是也。

阳明之至，短而涩。秋分至立冬，为阳明燥金主气之五也，如子午年客之五气，即辰戌年客之初气少阳相火；丑未年客之五气，即巳亥年客之初气，阳明之类。

太阳之至，大而长。小雪至小寒，为太阳寒水主气之六也，如子午年客之六气，即巳亥年客之初气阳明燥金；

丑未年客之六气，即子午年客之初气，太阳寒水之类，以此而推之也。

按：以上六气之脉，各有其时。时至则气至，气至则脉至，所谓天和也。《经》曰：毋伐天和。若至而甚，则失中和之气则病，如但弦无胃之类；时至脉不应，来气不足也，亦病；时未至而脉先至，来气太过也，亦病，如此之类，安可不知也。

五运六气图论

五运者，金木水火土也；六气者，风寒暑湿燥火也，其法合十干为五运，对十二支为六气。运有主运、客运，气有主气、客气，天以六气动而不息，上应乎客；地以五行静而守位，下应乎主。

运有南北二政，惟土运为南政，甲己二年是也。盖土位居中，面南行令故也。金木水火四运为北政，乙丙丁戊庚辛壬癸八年是也，皆以臣事，北面受令故也。

甲己之岁，土运统之；乙庚之岁，金运统之；丙辛之岁，水运统之；丁壬之岁，木运统之；戊癸之岁，火运统之也。

总论

运乃五年一周，气则六期环会。五运有太过不及，有平运、有大运、有主运、客运也。太过者，甲丙戊庚壬，五阳干也；不及者，乙丁己辛癸，五阴干也。太过之年，大寒前十三日交，名曰先天；不及之年，大寒后十三日交，名曰后天；平运者，司天与运同气也。或太过而司天克气，或不及而年支相合，谓之岁会；或月干与之相符，或交初气，日干时干与之相合，谓之干德符。值之者，物生脉应，无相先后，皆平运也；正大寒日交，名齐天大运者，本年年干也。主运者，每年皆以木运，从大寒日始，以次相生，至水而终，每运各主七十二日零五刻，岁岁皆然也；客运者，如甲为土，乙为金，以次相生，至癸为火，逐岁变迁也。六气有司天，有在泉，有主气、客气，有正化、对化也。主气者，每年皆以木气从大寒始，以次相生，至水气而终，每气各主六十日奇八十七刻半，岁岁皆然也。

客气者，以本年年支后第三支起，如子年子后第三支是戌，戌属水，就以水气从大寒日始，为初气，即在泉左间也；木为二气，即司天右间也；火为三气，即司天火气也；土为四气，即司天左间也；金为五气，即在泉燥金也；水为终气，即在泉右间也，每上各主六十日奇八十七刻半，每年不易也，以客加主，客胜主则从，主胜客则逆。凡司天主上半年，在泉主下半年，此运气之大概也。

天干之生五行之位五音之运生成之数太过不及平运总图

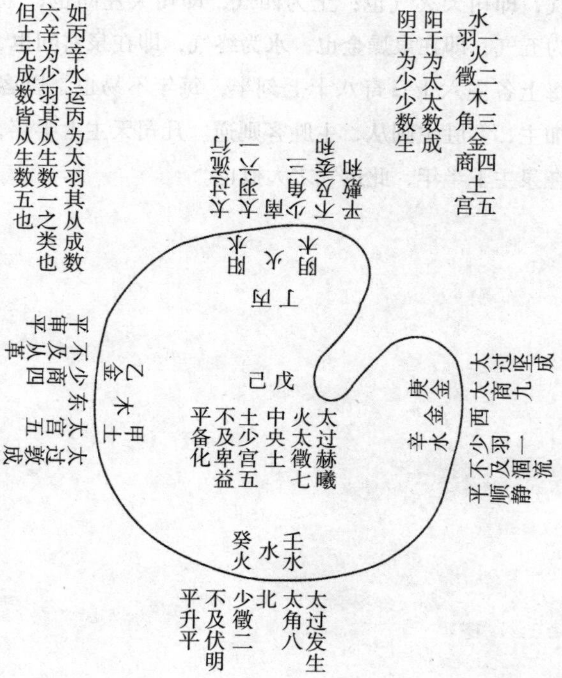

每年司天在泉正化对化之图

正司化令之实，对司化令之虚。正化从本生数，对化从标生数。

土无成数皆从生数，故正化对化皆从五也。

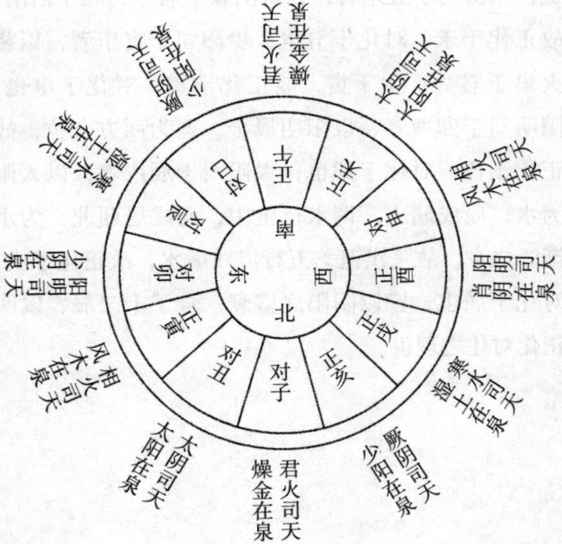

六气分上下左右而行天令，十二支分节令时日而司地化。然以六气而加于十二支，则有正化对化之不同，如厥阴之司于巳亥者，以厥阴属木，木生于亥，故正化于亥，对化于巳也；少阴司于子午者，少阴为君火，当正南离位，故正化于午，对化于子也；太阴司于丑未者；以太阴属土居中，旺于西南，故正化于未，对化于丑也；少阳司于寅申者，以相火卑于君火，生于寅，故正化于寅，对化于申也；阳明司于卯酉者，以阳明属金，酉为西方金位，故正化于酉，对化于卯也；太阳司于辰戌者，以太阳为水，辰戌属土，谓水行土中，而戌居西北，为水渐旺之乡，故《洪范》五行以戌属水，故正化于戌，对化于辰也，皆以阴阳之盛衰，合于十二辰，以明正化对化之理也。

每年主气客气之图

内图是主气，主气又名地气。年年如此，千古不易。外图是客气，客气又名天气。年年更换，六岁相同。

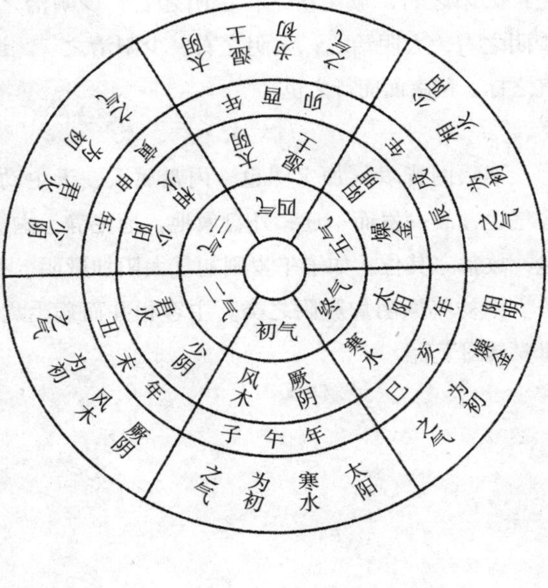

假如子午年，初气太阳，二气厥阴，三气少阴之类；丑未年，初气厥阴，二气少阴，三气太阴之类，推之是也。

按：客气,《六微旨大论》曰：上下有位，左右有纪。故少阳之右，阳明治之；阳明之右，太阳治之；太阳之右，厥阴治之；厥阴之右，少阴治之；少阴之右，太阴治之；太阴之右，少阳治之。此谓气之标，盖南面而待之也。

下六图皆岁气加盘图也。内盘属天，天主动，客气也，故一岁而一迁；外盘属地，地主静，主气也，故常守其位。如子午岁则初气太阳加厥阴，丑未岁则初气厥阴加厥阴之类。主客相并而病生焉。每岁具图于后。

子午岁气热化之图

甲子甲午，岁名敦阜。庚午庚子，岁名坚成。丙子丙午，岁名流衍。戊子戊午，岁名赫曦。壬午壬子，岁名发生。

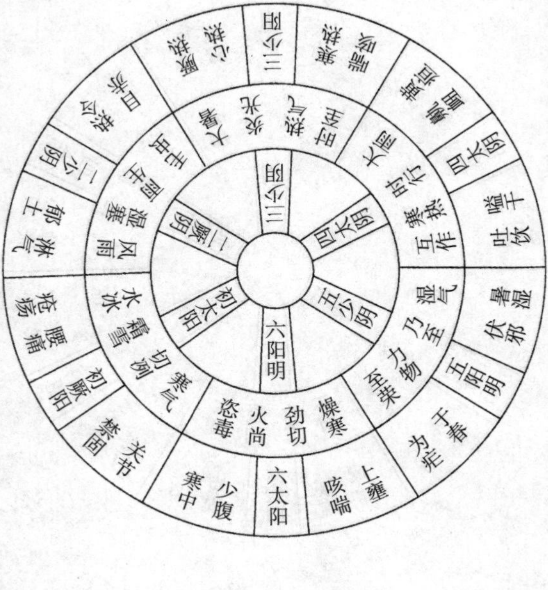

丑未岁气湿化之图

乙丑乙未，岁名从革。辛未辛丑，岁名涸流。丁未丁丑，岁名敷和。己丑己未，岁名卑监。癸未癸丑，岁名升明。

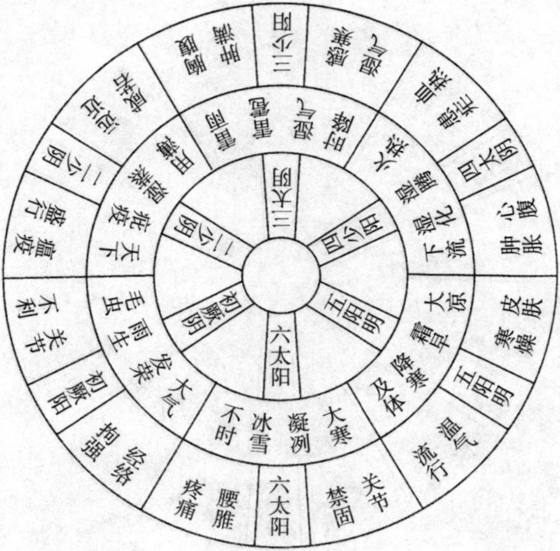

寅申岁气火化之图

丙寅丙申，岁名流衍。壬申壬寅，岁名发生。戊寅戊申，岁名赫曦。甲申甲寅，岁名敦阜。庚寅岁，名审平。庚申岁，名坚成。

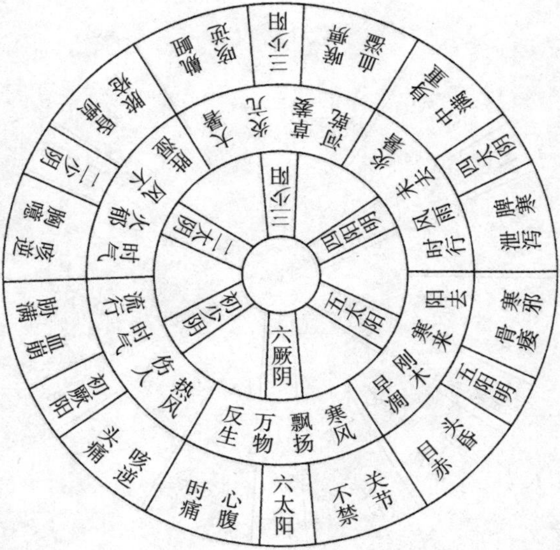

卯酉岁气燥化之图

丁卯丁酉，岁名敷和。癸卯癸酉，岁名伏明。己卯己酉，岁名卑监。乙卯岁，名从革。乙酉岁，名审平。辛卯辛酉，岁名涸流。

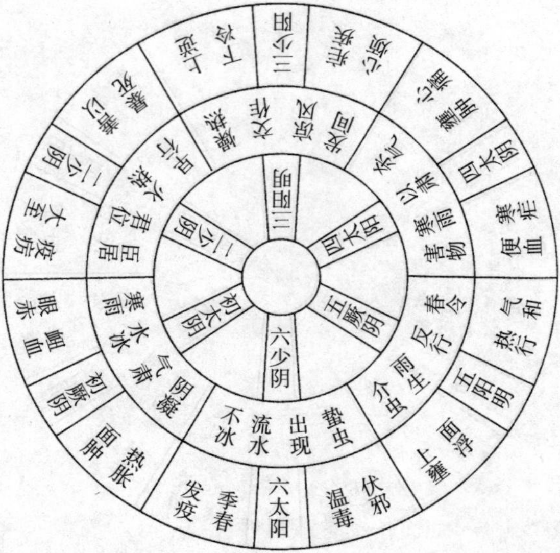

辰戌岁气寒化之图

戊辰戊戌，岁名赫曦。甲戌甲辰，岁名敦阜。庚辰庚戌，岁名坚成。丙辰丙戌，岁名流衍。壬辰壬戌，岁名发生。

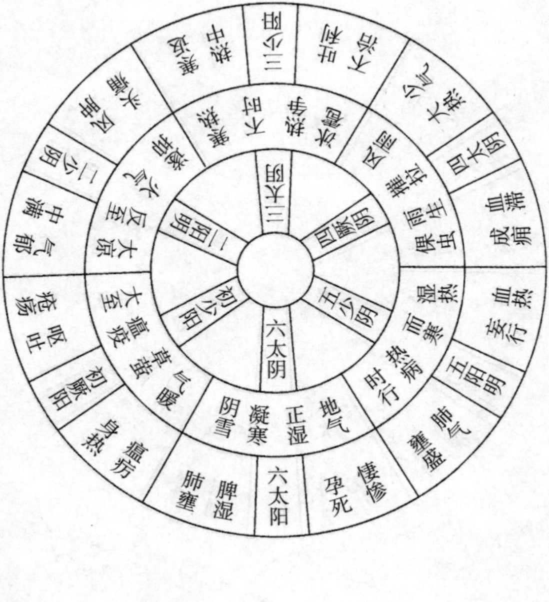

巳亥岁气风化之图

己巳己亥，岁名卑监。乙巳乙亥，岁名审平。辛巳辛亥，岁名涸流。丁巳丁亥，岁名敷和。癸巳岁，名升平。癸亥岁，名伏明。

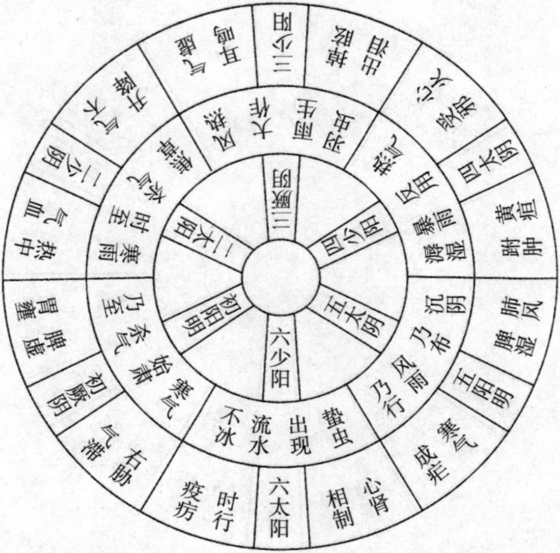

每年交六气时节日图

五日为一候，一候金水木火土周也。三候为一节，以为三才之道也。三月为一时，亦乾象也。四时为一岁，乃四曜之义也。每气主二月令，每令主二节，其时刻交气可以类推。

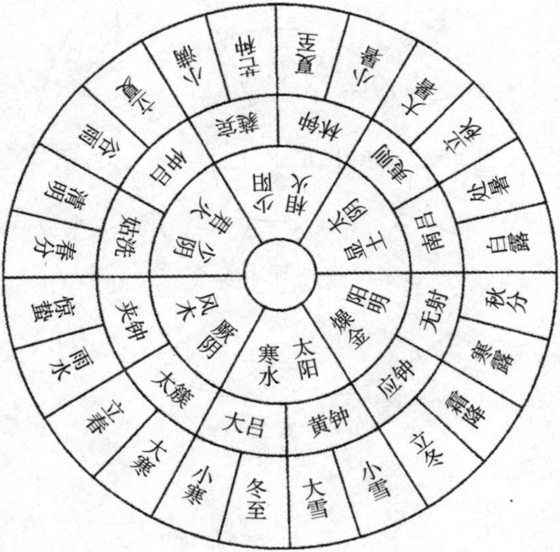

先天八卦后天八卦九宫分野总图

内图为先天，外图为后天，九宫分野。

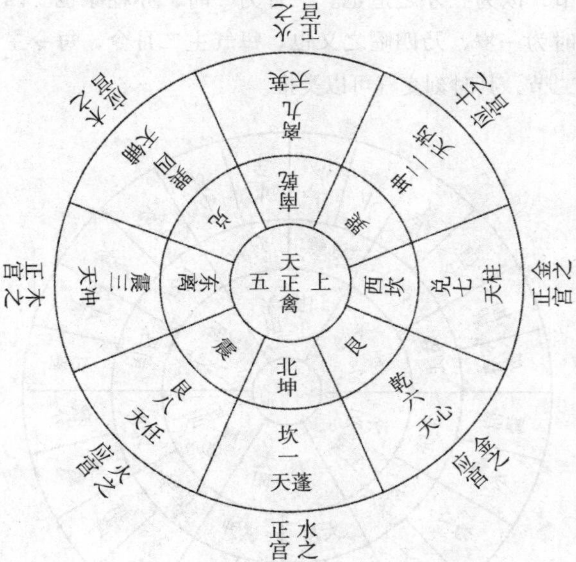

九宫八风图

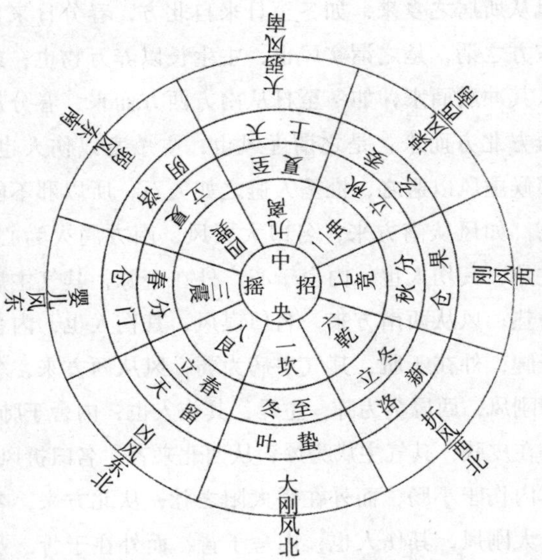

太乙者，岁神也。常以冬至之日，居坎方叶蛰之宫，计四十六日；立春，居艮方天留之宫，计四十六日；春分，居震方仓门之宫，以此照图推之也。太乙移日，天必应之以风雨，若此日有风雨，则岁美，民安少病。先于所移之日而有风雨，则天必多雨，后于所移之日而有风雨，则民必多汗。其风从所居之乡来，如冬至日来自北方，春分日来自东方之谓，是之谓实风也，主生长以养万物也；或从其冲后而来，如冬至日从南方西方而来，春分从西方北方而来，是之谓虚风也，主杀害以伤人也，谨候虚风以避之，惟圣人避之如矢石，所以邪不能伤。如风从南方来，名曰大弱风，南方属火为心，主热，其伤人也，内舍于心，外在于脉，其气主病为热；风从西南方来，名曰谋风，其伤人也，内舍于脾，外在于肌，其气主病为弱；风从西方来，名曰刚风，西属金为肺，主燥，其伤人也，内舍于肺，外在皮肤，其气主病为燥；从西北来者，名曰折风，其内伤于小肠，而外在手太阳之脉；从北方来，名曰大刚风，其伤人也，内舍于肾，而外在于骨，及肩背内之膂筋，其气主病为寒；从东北来，名曰凶风，其内伤于大肠，而外在两胁旁骨下及肢节，以大肠于别腑不同，皆能受伤也；从东方来，名曰婴儿风，其伤人，内舍于肝，外在筋纽，其气主病为身湿，以风为婴儿，其气尚柔，不能胜湿故也；从东南来，名曰弱风，以未主土，其内伤于胃，而外在肌肉，其气主病体重。此八风者，皆从其虚之乡来，乃能病人。三虚相搏，则为暴病卒死；两实一虚，病则为淋露寒热，犯雨湿之地，则为痿。故圣人避风如避矢石，其有三虚而偏中邪风，则为击仆偏枯矣。

运气十一法

六十年内，有天符十二年，岁会七年，同天符六年，岁会同天符二年，同岁会六年，太乙天符四年，支德符四年，顺化运十二年，天刑运十年，小逆运十二年，不和运十二年。

运与司天相合，曰天符。

如戊子、戊午为火运，司天乃少阴君火，运与司天皆火，则为合，故曰天符，其己丑、己未、乙卯、乙酉、丙辰、丙戌、戊寅、戊申、丁巳、丁亥共十二年也。

运临本气之上，谓岁会。即运与地支合也。

如丙子年，丙为水运，子乃属水，则运与子合，故曰岁会，其丁卯、甲辰、己未、甲戌、戊午、乙酉共七年，皆是岁会也。

太过之运与在泉合，谓同天符。谓之同者，岁运与在泉合，阳年曰同天符，阴年曰同岁会。

如庚子、庚午年为金运，运与在泉阳明燥金合，故曰同天符，其壬寅、壬申、甲辰、甲戌共六年，亦皆同天符也。

岁会同天符。

如甲辰、甲戌二年，是也。

不及之运与在泉合，谓同岁会。

如辛丑、辛未年，辛为水运，与在泉太阳寒水合，故曰同岁会，其癸卯、癸酉、癸巳、癸亥亦是，共六年也。

天符岁会相合，谓太乙天符。

如己丑、己未二年，己为土运，又司天太阴湿土，丑未又属土，乃三合会也，故曰太乙天符，其戊午、乙酉亦是，共四年也。

运与四孟月相合，谓支德符。

如寅属木，春孟月也，壬寅年木运临之；巳属火，夏孟月也，癸巳年火运临之；申属金，秋孟月也，庚申年金运临之；亥属水，冬孟月也，辛亥水运临之是也。六十年中，止有此四年也。

天气生运，曰顺化。

如甲子、甲午、甲寅、甲申四年，乃少阴君火，下生甲土之运也；其壬辰、壬戌二年，水下生木也；乙丑、乙未二年，土下生金也；辛卯、辛酉二年，金下生水也；癸巳、癸亥二年，木下生火也，共一十二年也。

天气克运，曰天刑运。

如庚子、庚午年为金运，子午少阴君火，下克金运，故曰天刑，余仿此推之。如辛丑、辛未、庚寅、庚申、丁酉、丁卯、戊辰、戊戌、己亥、己巳共一十年也。

运生天气，曰小逆。

如壬子、壬午年，丁壬木运，子年少阴君火，木上生下火，故曰小逆，余仿此推之，如辛巳、辛亥、癸丑、癸未、壬寅、壬申、己卯、己酉、庚辰、庚戌共十二年也。

运克天气，曰不和。

如丙子、丙午、丁丑、丁未、丙寅、丙申、癸卯、癸酉、甲辰、甲戌、乙巳、乙亥共十二年也。

按:《经》曰：天符谓执法，岁会谓行令，太乙天符谓贵人。邪之中人，则执法者，其病速而危；行令者，其病徐而待；贵人者，其病暴而死也。

五运六气诗

六气司天所主天时诗

风木司天主有风，少阴君火日融融，相火当权多酷热，太阴湿土雨濛濛，燥金用事多清肃，寒水当时冷气攻。

六气司天所主民病诗

风木司天多掉眩，少阴疮疡热相煎，相火流行瘟疫盛，太阴湿土胃家愆，燥金用事多皮揭，寒水当权筋骨挛。

主运诗

大寒木运始行初，清明前三火运居，芒种后三土运是，立秋后六金运推，立冬后九水运伏，周而复始万年如。

客运诗

甲己化土南政君，丙辛水运乙庚金，丁壬化木戊癸火，此为北政居于臣。

司天在泉诗

子午少阴君火天，阳明燥金应在泉，丑未太阴湿土上，太阳寒水雨连绵，寅申少阳相火旺，厥阴风木地中联，卯酉却与子午倒，辰戌巳亥亦皆然。

卯酉年阳明司天，少阴在泉。辰戌年太阳司天，太阴在泉。巳亥年厥阴司天，少阳在泉。以上推之是也。

主气诗

大寒厥阴气之初，春分君火二之隅，小满少阳为三气，大暑太阴四相呼，秋分阳明五是位，小雪太阳六之余。

客气诗

子午太阳寒水始，丑未厥阴风木通，寅申少阴君火初，卯酉太阴湿土是，辰戌少阳相火光，巳亥阳明燥金主。

此诀乃轮流数去之法。假如子午年，初气太阳，二气厥阴，三气少阴，四气太阴，五气少阳，六气阳明。又如丑未年，初气便是厥阴，二气少阴，三气太阴之类，余仿此。

二十四气七十二候生旺可推运气盛衰章

立春正月节，斗指艮，土旺木相。

雨水正月中，斗指寅，寅木用事。

惊蛰二月节，斗指甲，甲木用事。

春分二月中，斗指卯，木旺木相。

清明三月节，斗指乙，乙木用事。

谷雨三月中，斗指辰，辰土用事。

立夏四月节，斗指巽，木旺火相。

小满四月中，斗指巳，巳火用事。

芒种五月节，斗指丙，丙火用事。

夏至五月中，斗指午，火旺土相。

小暑六月节，斗指丁，丁火用事。

大暑六月中，斗指未，未土用事。

立秋七月节，斗指坤，土旺金相。

处暑七月中，斗指申，申金用事。

白露八月节，斗指庚，庚金用事。

秋分八月中，斗指酉，金旺金相。

寒露九月节，斗指辛，辛金用事。

霜降九月中，斗指戌，戌土用事。

立冬十月节，斗指乾，金旺水相。

小雪十月中，斗指亥，亥水用事。

大雪十一月节，指壬，壬水用事。

冬至十一月中，指子，水旺土相。

小寒十二月节，指癸，癸水用事。

大寒十二月中，指丑，丑土用事。

以上节气十二，中气十二，每五日为一候，三候为一节气，共节气有二十四，候有七十二也。

附 管窥附余

原脉体用

《素问·脉要精微论》云：夫脉者，血之府也。

《灵枢·决气》篇云：壅遏营气，令无所避，是谓脉。

《灵枢·营气》篇云：营气之道，内谷为宝。谷入于胃，乃传之肺，流溢于中，布散于外。精专者，行于经隧，常营无已，终而复始。

《举要》云：脉乃血派，气血之先，血之隧道，气息应焉。

潘硕甫曰：人身之血，犹夫水也；血中之脉，犹夫派也。派通则水源活，脉通则气血行。隧道，即经脉也，言其在血中，精密隐隧，自成一道也。仲景云：呼吸者，脉之头也。《灵枢》云：其行也以息往来，然非呼吸不能行，故曰气息应焉，而脉则指营气流行不息之道路耳。

邹丹源曰：经络者，脉之道路；动见者，脉之征验，皆不可以尽脉。脉也者，乃营气之精专者，行于经隧，而摄乎内外者也。血与气异体，得脉而同化；卫与营各行，得脉而相应，故脉之中，阴阳统焉。然则脉与血气，分之为三者，正可合之为一也，谓营气即脉可也。

刘河间曰：脉有三名，一曰命之本，二曰气之神，三曰形之道，所谓天和者也。

朱丹溪曰：神者脉之主，脉者血之府；气者神之御，脉者气之使。嗟乎！脉者其先天之神乎？以上引证。

慎庵按：经文合诸家之论而观，则人身之脉，由后天血气而为体，先天神气而为用，血气神者，相合而成形者也。人身经络，直者为经，横者为络，经有十二，络有十五，此即隧道也，《内经》谓之经隧，后人又名之曰经脉，此乃肌肉空松处，包藏营气，而为昼夜运行不息之道路，所以载脉者也，犹夫盛物之器，非脉之体也。脉必以血为体，得气方能运行，脉道乃成，是气血不可须臾离者，岂非气血相合而成形乎？华元化曰：气血盛则脉盛，气血衰则脉衰，气血热则脉数，气血寒则脉迟，气血弱则脉微，气血平则脉缓。《经》云：脉实血实。合参而论，则脉以气血为体，既明而且当矣。又尝论患血证人，大脱血后，脉必见芤，芤乃中空之草而类葱，故以喻空脉之体，去血过多，而隧道中无血以行，而脉亦见中空之候，脉之以气血为体，又一明证也。然其有形无质之虚体，易于散乱，易于阻滞，故必随其血气虚实寒热，邪之盛衰，而见或大或小，或长或短，或浮或沉，或疾或缓之形，而无一定之体也。在气血又必由神之盛衰而为虚实，故曰以神为用。先哲云：脉贵有神，不可不审。所谓神者，即胃气也。《经》云：有胃气则生，无胃气则死。四时皆以胃气为本，顾胃气岂不为脉所重乎？然其源又在肾，而不在胃，此意惟崔紫虚独得之。《举要》云：资始于肾，资生于胃。此二句言脉由气血而赋形，而水谷日进，脾胃酝酿，化其精微而为血，注之于脉，潜滋暗长，脉道得以充实，岂非资生于胃乎？所以熟腐水谷，游溢精气，非脾胃之能也，全赖命门一点真阳，熏蒸鼓动，然后脾胃得以成其酝酿之功，岂非资始于肾乎？故肾为十二经脉之根，而为气血之先也，凡诊家所言有力无力，有根无根，有神无神者，无非皆指先天真气而言，非有他也。故丹溪有见于此，乃曰：脉者其先天之神乎。一言足以尽之矣，何用他求！若是则脉之生于先天之真阳，而成于后天之血气者也。有谓脉以血为体，以气为用，殊不知《经》曰：根于中者，命曰神机，脉之神其用者，皆元神主宰其机也，在气固为运用之机，若神去则机息，气又安能独尽其用哉？故曰：以神为用，轩岐之旨也。

存疑

王氏《脉经》云：心部在左手关前是也，与手太阳为表里，以小肠合为腑，合于上焦。肺部在右关前寸口是也，与手阳明为表里，以大肠合为腑，合于上焦。

《脉诀》云：心与小肠居左寸，肺与大肠居右

寸。引证

慎庵按:《脉诀》为高阳生假托王叔和而成是书，其中悖谬者不一，而戴氏已刊正其失矣。然其脏腑分属寸关尺，悉本之于王氏《脉经》云，在王氏乃从经脉相接，络脉互交，表里合一处，而以大小肠分属两寸，与心肺同其诊，后人咸宗之，自晋及今，千有余年矣，并无他议。自滑氏释《内经》，以大小肠处于腹中，二阴之病，有关于膀胱、大小肠者两尺亦得凭诊而主其病，并未尝指定二腑当附诊于两尺也。即《枢要》一书，专论切诊者，其左右手配合脏腑部位，悉遵《脉经》，大小肠分隶于两寸，并无附诊于尺之语。即汪氏《经注》，称其千古只眼之句，亦称其二腑下焦之病，可凭诊于尺，非有他指。在吴氏《脉语》中，亦谓王氏从络，大小肠附诊于二寸为有本，复引《经》以证。为不悖于古人，考之明季以前诸名家，皆从古诊法，何以后诸家，忽创言当附诊于尺耶？实滑氏之言，有以启之也。士生于千百年之后，而欲翻千百年人皆信从之成案，而使信从于己以标新，谁其信之？余末学何敢轻议先辈？然不能无疑，请得而陈之。盖天地以阴阳升降而成昼夜，五行迭运而成岁时者，皆一气流行所致也。人身一小天地，十二经脉，十五络脉，二十七气，相随上下，运行不息，而形体得以常存者，亦借此一气流行而无间也，虽有二十七气之分，原不过一气流行所化，随地而异名者也，是以经脉通流，必由乎气。肺主诸气，而朝百脉，故十二经之气，皆会聚于此，然后分布于诸经。经气所至，脏气亦至，故十二经之邪正虚实，莫不以手太阴一经统候之，盖此所候者，是候脏腑之气，非候脏腑之体也。而西昌喻氏，又何得以大小肠腑体居下，为浊阴所注，不得于上焦清阳之脏，同列诊于两寸，而必欲抑之，强附于尺耶？盖胃为一大腑，十二经之所禀气，为清浊升降之枢机，其游溢之精气，上输于肺，从清道归于经隧，营运于中，皆清气也，故《经》曰：清者为营。其浊阴之气归于腑，是即传道化物之降气，皆随大小便降泄，从二阴出于下，于经中流行之清气，各行其道，泾渭自分。《经》云：清阳出上窍，浊阴归六腑。清升浊降，乃天然之妙，况浊阴下降，而行于腹内，上下有重重膈膜遮蔽，不使相犯；清阳上升而行于经隧中，内外有层层肌肉护卫，毋容侵入，若山重水复之障隔，两不相干，有何相混？喻氏不以气之清浊而论脉，反以脏腑之清浊分置脉位，其见亦左矣。且十二经之流行于上下，始于肺，终于肝，而复始于肺，昼夜五十度周于身，莫不由此手太阴一经，同条共贯，循环无端。在十二经流行之次，自肺传大肠、胃、脾、心、小肠、膀胱、肾、包络、三焦、胆、肝，至肝复传于肺，以次递传为一周，其营气之流注于肺，即为肺经之气，自肺传大肠，即为大肠之气，诸经之传注，莫不皆然，所谓随地而易名者此也。经气所至，脏气即内应于外，病亦显呈于指下，声应气求，自然之理，合症而断病，则表里虚实，莫不了了。观脏腑流行之经气，皆表里相承，一气流行，即此可证，经脉相接，络脉互交，表里合一，当分诊于寸而无疑矣。喻氏颖锋犀利，信笔纵谈，不顾天荒地老，为此凿空之论，以疑误后人耶。且肺与大肠，表里相传，其经脉交会，皆在两手大指之端，自外侧手太阴肺少商穴，接乎手阳明大肠商阳穴而下，表里交相络也。心与小肠表里相传，其经脉交会，皆在两手小指之端，自内侧手少阴心少冲穴，接乎手太阳小肠少泽穴而下，表里交相络也，经络俱于此交会，则经气亦莫盛于此，二腑反不诊于寸，而候于尺，此理之不可解，而不能无疑也。曷不观之水汇分流之处，其势较之上流更为紧急者，以其聚于斯，气必盛于此故也。脉之流行，犹夫水也，性亦同然，且寸脉居于鱼后，肌肤浅薄，脉易呈形，下指即得，是以《难经》有三菽、六菽，下指轻取、重取之义。尺居关后，肌肉隆起，脉道沉下，故必推筋至骨，重取方得，隧道本自平坦，因肌肉丰厚，则脉自沉下，非隧道有所低昂也，况此沉下丰厚之处，左取肾、膀胱、小肠三经之脉，右取肾、命门、三焦、大肠之脉，能不模糊指下，贻误后学也。故予谓气盛浅露之区，经络交互之地，反专候脏气而略腑，必欲以此深厚沉下模糊处，而候三经之脉，其不为脉误者几希矣。诸先生者，予所景仰而向往者，读其书，而私淑之久矣。独此一端，不能不致疑于诸先生同声附和于滑氏也，况诸先生之论，皆泛而不切，而无实据，反不若王氏从络而定诊，近理而有据也。今予阅历有年矣，皆从古诊法，合证施治皆验，有验即有是理，自不讹也。故吾用吾愚，不能从诸先生而阿其所私也，著《存疑》一则，就正寓内君子。倘能大破藩篱，进而教我，是予之幸矣，而有厚望焉。

订人迎气口分左右牵合之失

《灵枢·五色》篇曰：人迎气口，大紧以浮者，其病亦甚，在外；其脉口浮滑者，病日进；人迎沉而滑者，病日损；其脉口滑以沉者，病日进，在内。

脉口、气口，俱是寸口别名，两经常互称之，前四卷中，余已引《类经》张注以明之矣。见释寸口。

又曰：人迎盛坚者，伤于寒；气口盛坚者，伤于食。

愚按：东垣左人迎主表，右气口主里，宗此，但分左右，又宗叔和之失，并失经旨矣。以经文未尝分左右，分左右者，皆后人牵合之误，余又何敢轻议先哲？但经文具在，请细究之，当晓余说之不妄也。

《灵枢·禁服》篇曰：寸口主中，人迎主外，两者相应，俱往俱来。若引绳大小齐等，春夏人迎微大，秋冬气口微大，如是者名曰平人。

引绳齐等。引，长也，伸也。此喻上下齐等，犹圬者砌墙，必挂线捉准，上下相等，不令参差之意。阅此条经文，人迎诊于头，气口诊于手，上下之义，朗如离照，何庸置喙也。

《灵枢·四时》篇曰：持气口人迎以视其脉，坚且盛且滑者，病日进；脉软者病将下；诸经实者，病三日已。气口候阴脏也，人迎候阳腑也。

按：《素问·六节藏象论》《灵枢·经脉》篇两经俱以人迎气口，上下对待而言，并未尝分属左右者。

《素问·病能篇》曰：人迎者，胃脉也。王注云：胃脉循喉咙而入缺盆，故云。

滑伯仁《难经本义》云：寸口、人迎，古法以挟喉两旁动脉为人迎，至晋王叔和，直以左手关前一分为人迎，右手关前一分为气口，后世宗之。愚谓昔人所以取人迎、气口者，盖人迎为足阳明胃经，受谷气而养五脏者也。气口为手太阴肺经，朝百脉而平权衡者也。

《灵枢·终始》篇曰：阴者主脏，阳者主腑，阳受气于四末，阴受气于五脏。待其脉口、人迎，以知阴阳有余不足，平与不平，天道毕矣。所谓平人者不病，不病者，脉口、人迎应四时者也，上下相应而俱往来也；六经之脉不结动也。随气流行，故不结动。

愚按：后人必取法于先圣，而后成其学，先圣是后人之所师也。王叔和《脉经》，亦集圣经以成其书也，人迎、气口，轩岐明示人诊于上下，而叔和必欲牵合附会，迷惑后人，何离经叛道若是耶？以紫虚、东垣、丹溪之通达，亦主其说，明是忽视而不深究，千虑之一失也。此条经文，又和盘托出，明说上下相应，又何疑焉。

《素问·阴阳别论》云：三阳在头，三阴在手，所谓一也。

王注云：胃脘之阳，人迎之气也。胃为水谷之海，故候其气而知病处。头谓人迎，手谓气口，气口在手鱼际之后一寸，人迎在结喉两旁一寸五分，皆可以候脏腑之气，故言所谓一也。其脉之动，常左小而右大，左小常以候脏脾也，右大常以候腑胃也。

愚按：人迎、气口二脉，细究两经篇中，往往上下对待而言，并无左右之分，至晋王叔和《脉经》，悖乱经常，添出蛇足，强分左右，以人迎牵合左手关前。至后崔紫虚，不究其源，亦主其说，直云左为人迎，右为气口。经文具列在前，阅者细玩深思，不但无左右之分字训，并无左右之分意义，敢问诸先生不遵经而反宗叔和，又何意耶？何执流而忘源？若是，经文不分，而后人强欲分之，又附会以成其谬。原叔和之意，以两手寸口三部，俱是手太阴肺一经之脉，肺主皮毛，故附于手而主表，然参仲景《伤寒论》，凡风寒伤于营卫，病在一身之表，无关于脏腑者，皆统寸口三部而诊，未尝分左右与寸尺也，惟审里之虚实，方分诊于寸关尺也，况左寸手少阴心脉，与表何涉乎？且表有三阳之表，在人迎单主阳明之表，不与太少二经之表。圣法井然，何容牵合，致使千古是非不明，诚轩岐之罪人也。在人迎诊于项，本彰明而昭著，圣人原示人周行平夷之道，使人易趋，反舍之而弗诊，后人必欲另辟蚕丛，别开蹊径，以为名高；独取气口左寸三分中之一分，而复侧指以取之，以手指圆稳，故必侧取。在候寸关尺，尚有轻重之分，今取人迎一分之脉，当重取之耶？抑轻取之耶？若侧指重取，是在关上，若平取，仍在寸脉；若一分之脉，轻取甚属微茫，其又向何处得其浮沉表里虚实耶？是舍正路而弗由，反驱人向羊肠鸟道中而行，每至步蹇而不得进，因而歇足者多矣，欲指迷而反失道，何困苦后人若是耶？余虽不敏，圣训煌煌，但知遵轩岐而不敢妄宗诸子，知我罪我，听之后人而已。

六纲领对待主治

浮脉主里须知

原夫浮脉主表，沉主里，乃一定之理而不易者，此道其常而未通其变者也。若论其变则有时而主里，往喆亦累言之矣，人自不察耳，予今陈列先哲名言而详悉之。

秦越人曰：脉浮而有热者，风也；脉浮而无热者，虚也，若虚阳浮露于外，亦必发热，是从表而辨之也。沈氏曰：乍病见浮脉，乃伤风邪；久病见浮脉，虚所为也，是从新久辨之也。丹溪曰：与人迎相应，则风寒在经；与气口相应，则荣血虚损，是从上下辨之也。东垣曰：浮而弦者，风也；浮而涩者，虚也。邹丹源曰：风寒之浮，盛于关上；虚病之浮，盛于尺中。引证

愚按：诸家之言虽如此，然必审其有力无力，方为准则。浮而有力为风，必兼洪数；浮而无力为

虚，则带濡弱，再参合外候，庶无遁情。至若内虚之证，无不兼浮，如浮芤失血，浮革亡血；内伤感冒，而见虚浮无力；劳瘵阴虚，而见浮大兼疾；火衰阳虚，而见浮缓不鼓；久病将倾，而见浑浑革至浮大有力。叔和云：脉浮而无根者死。又如真阴竭于下，孤阳浮于上，脉必浮大而无力，按之微细欲绝者，当益火之源。如上等证，悉属内伤，岂可以其脉浮，不审虚实，而浪用发表之剂乎？表里不明，则死生系之矣。学者须详审，慎之无忽。

沉脉主表须知

《伤寒论·太阳篇》云：或已发热，或未发热，必恶寒，体痛，呕逆，脉阴阳俱紧者，名曰伤寒。《少阴篇》云：少阴病始得之，反发热，脉沉者，麻黄附子细辛汤。

张景岳曰：表寒重者，阳气不能外达，脉必先见沉紧，是沉不可概言里。

邹丹源曰：独是脉浮而偏见里症，脉沉而独见表症，惑眩更甚，前人多有舍脉从症之说，然脉浮

而议下者，必参大柴胡；脉沉而议下者，必参附子，然则仍非独从症也，从脉也。以上引证

慎庵按：伤寒表证也，脉当浮。仲景但言脉紧，而不分浮沉者，以人身内气，呼吸开阖，无刻不与天气相通，今寒邪初感在表，肤腠郁闭，卫气不能通泄于外，则经气亦滞涩而不宣。寒性凝敛，骤难化热，不能鼓动经气，脉亦无从效象于浮，故不分言也。紧脉属阴，性复敛劲，而体本沉下，故不必言沉而沉自在也。伤寒初感，脉必见沉紧，理势然也。《举要》云：下手脉沉，便知是气病，在气郁，脉即见沉。岂有寒闭腠理，营卫两郁，脉有不见沉者乎？此沉脉主里，而复有时主表之不可不知也。又少阴发热脉沉，此标热本寒之证，太阳膀胱与少阴肾相为表里，在经脉流行之次，是膀胱传肾，伤寒六经传次，乃太阳传阳明，为循经得度传，今因少阴久虚，真阳衰惫，不能御寒，外邪乘虚，直入于里而脉沉，此表传里，非两感也，发热为标热，脉沉为本寒，故用麻黄以发太阳之邪，细辛为少阴表剂，以驱在里之寒，附子用以蒸动肾气，温经而

散寒，兼固其本。此沉脉主表，又一明证也。

迟脉主热须知

《伤寒论》云：太阳病脉浮，因误下而变迟，膈内拒痛为结胸。

阳明病脉迟，汗出多，微恶寒者，表未解也，可发汗，桂枝汤。阳明病脉迟有力，汗出不恶寒，潮热便硬，手足濈然，为外欲解，可攻其里，大承气汤。

张景岳曰：凡人伤寒初解，遗热未清，经脉未充，胃气未复，脉必迟滑，或见迟缓，岂可投以温中而益助余邪？

刘河间曰：热盛自汗，吐利过极，则气液虚损，脉亦迟而不能数。

盛启东曰：迟而有力，且涩滞，举按皆然，胸中饱闷，二便闭赤者为实。以上引证。

慎庵按：迟脉属脏主寒，此一定之理，乃其常也。若论其变，又有主热之证治，不可不知，如上诸家之论证是也。所以然者，以热邪壅结，隧道不利，失其常度，脉反变迟矣。然脉之变迟，亦由营气不足，复为热伤，不能运动热邪，反为所阻，轮转之机，即缓慢而行迟，营气为运行之主，故脉亦如之。治欲攻邪，当兼扶正，如张刘二家所言之证是也，若长沙所云，全是中气有权，足以御邪不使陷入，故作膈痛，因拒格之故，营气不前，脉亦变迟，仲景全不牵枝带叶，以大小陷胸，审微甚而直攻其邪，不必顾正，攻邪即所以救正，邪去则正自安也。阳明第一条云：阳明水谷之海，气血俱多，一遇邪传入里，邪热结聚，郁蒸汗出，谓之热越。热越者，谓热邪越出于外也。若是阳明之邪，当解而不解者，以微恶寒，太阳之表邪，尚留连于经未解，故仍用桂枝和营，解散其邪，复审其脉迟有力，阳明燥实结聚之证全具，方用大承气汤攻下，而邪退矣。长沙审证用药之缜密如此。总之辨脉，必须合证审察，庶几病无遁情。若脉迟举按无力，仍是主寒之迟脉，必如盛氏所云举按皆有力，内证胸膈饱闷，便闭溺赤，方是主热之迟脉，涩滞正见热邪蕴于内，致经脉濡滞而行迟也。辨析如此，了然胸臆，又何疑焉，第举世岂乏高明？然食古不化，偏执一见，妄投温热，实实虚虚，遗人夭殃者，正复不少也。故予谆谆三复于此，愿后之学者，留心熟玩，慎无忽焉。

数脉主寒须知

《素问·大奇论》云：脉至如数，使人暴惊，三四日已。

张注云：数脉主热，而如数者，实非真数之脉，盖以卒动肝心之火，故令暴惊，俟三四日而气衰自愈矣。

仲景云：病人脉数，数为热，当消谷引食，而反吐者，为发汗令阳气微，膈气虚，脉乃数也；数为客热，不能消谷，以胃中虚冷，故吐也。则是数有虚寒之一证矣。

或问于予曰：数脉息至快疾，举按有力，主剥蚀真阴之实病，又安得有所谓数脉主寒之理乎？余应之曰：子之所问，抑何见之不广耶？夫火两间中阳焰之至大者也，一星燎原，不可向迩，固五行之常性而不失者。然《抱朴子》云：南海中萧邱有寒焰，春生秋灭，不妨耕植，近之则寒，岂非热亦化寒之左验乎？盖五行各有五，以一行之中，皆具五行，道家所谓五行颠倒是也，此即水中之火，以至阳伏于至阴之中，阳为阴郁，虽炎上为阴所化，已变易其常性矣。故海水咸而焦枯者，亦以阴中伏阳使然也；有时海水溢而沸腾者，因水中之火发于下而激起也。今夫数脉所主之寒，乃阳虚阴盛所生之内寒，是虚寒也，与外入之寒邪，郁而成热为实热症，迥不同也。若热邪盛于表里而脉数者，或当升散于表，或当清降于里，不难审证而治，治亦易也。独有如数之脉，不可不深究其脉症，细为体察，此即所谓主寒之数脉也。脉来浮数大而无力，按之豁然而空，微细欲绝。《经》云：脉至而从，按之不鼓，诸阳皆然。此阴盛于下，逼阳于上，虚阳浮露于外，而作身热面赤戴阳于上，脉数无神，即前所云寒焰是也。内真寒而外假热，治当用参、熟、桂、附，井水顿冷服之，前人所谓以假对假是也。使虚阳敛归于内而降下，症必渐痊。假热之症脉，初起浮缓，亦有不数者，医家不识，误用寒凉之剂，脉反见数，更不省悟，寒剂猛进，脉反变数，益凉益数，竟不审新病久病，有力无力，鼓与不鼓，一概混投寒凉，遽绝胃气，安得不速人于死，凛然天鉴，可不畏哉？故操司命之权者，未可卤莽从事于斯也，学者当谨识而勖之。

数脉治有难易

又按：数脉属阳，阳宜平而不宜亢，过亢则为害矣。然六部之内，有宜见不宜见之别。宜见治之亦易，不宜见治之甚难。如始病见数，或浮数有力，是热在表，散之则已；沉数有力，是热在里，降之则愈，治之易也。病久脉数，或浮数空软，阳浮于上，治当温补；沉数细涩，阴竭于下，法必滋阴，疗治为难。心病左寸见数，独甚于他部，为心火独亢，泻之易已；肺病右寸见数，而过于别部，为火盛克金，治之难瘳；左关数实弦急有力，肝火蕴结，泻之为易；左关数虚，弦细无力，肝阴亏竭，补阴非易。右关数实，脾胃火烈，清降易已；数虚兼涩，脾胃阴竭，养阴费力。细数之脉，忌见两尺。左尺细数，兼之虚涩，真阴已竭，治专壮水，迁延时日，治亦无益；右尺浮数，按之细涩，真阳衰竭，益火之源，薪传已尽，治亦难愈。明其易而知其难，又何难哉？在前人谓肾有虚无实，故治有补无泻，知柏八味丸，是泻肾之剂也，惟禀阳脏，右尺独旺而实者，可用之，是泻其肾中偏旺之气，非泻肾阳之谓也。

滑主血蓄须知

《素问·脉要精微论》云：涩者，阳气有余也；滑者，阴气有余也。阳气有余，为身热无汗；阴气有余，为多汗身寒。此阴阳专指气血而言。

《举要》云：滑脉主痰，或伤于食，下为蓄血，上为吐逆。

慎庵据先圣所云，则滑为血盈气亏，涩为气旺血衰。由此而推，滑与涩所主之证，各具有有余不足也。血固有余，气非不足，较之有余者，似不足耳。盖血多则经脉充沛，隧道濡润，气益得张大其势，如洪水泛溢，舟行湍流，想见其迅疾流利之状。古人谓滑脉带数，以其流行急疾，有类于数，非真数也。故张路玉谓滑脉无无力之象，无虚寒之理，可谓入理深谈。无力则气势已宽缓，何从效象于急疾流利，以呈其滑耶？若证属虚寒，脉必沉迟无力，安得脉滑二言深中于理？往哲滑脉，多主血实气壅之候，良有以也。或曰：痰为津液凝聚，食不腐化停积。二物本具淖泽之性，而气应于经，故脉滑，理也。令经脉充盈，流行易而滑利，如水之泛滥冲决，滓秽尽涤，经脉泻注急疾，血又从何处蓄积而成瘀耶？血积则气滞窄涩，脉又安能得滑乎？曰此问亦不可少，如子所言，正嫌其血太过而成蓄积。盖有说焉，人之壮盛者，气血必盈，故经血盛，则溢于络，络盈则流于奇经，而归于血海，血海者，冲脉也。秦越人《二十八难》云：沟渠满溢，流于深湖。人脉隆盛，入于八脉，而不还周，故十二经亦不能拘之。此节正是经血盈溢，蓄积成瘀之注脚也。女子有余于血，故血海满必随月盈亏，而漏泄于经外，而为月事之时下也。若外因六气所感，内因七情所伤，皆能阻闭经脉，而成不月之病矣。血液类痰，滋而流利，初停蓄时，尚未凝聚，故脉应之则滑，久之经血枯燥，脉又变涩而呈象矣。男子虽云有余于气，不足于血，以男女之阴阳相较而言如此，此道其常，非通论也。然当强盛时，气壮血盈，如水之汹涌澎湃，必溃决以泄其余，来势少杀，而水得其平。人之经血亦然，充盈之极，络中亦必有溃裂罅隙，渗漏于肌肤分肉之间，随卫气流转，化汗而泄于外，卫阳亦因之而散泄，故多汗身寒，是无蓄积。若起居不慎，内外一有所伤，因而阻逆，蓄积不流而成瘀矣。在蓄血必留于胁下及少腹者，以胁乃肝之经脉所过，而络于少腹故也，然身必发热，二处按之肿痛，蓄之久，必发痈毒，在下焦，尺脉必独滑盛于他部，至溃裂散漏之言。予本之于《灵枢·百病始生》篇云：起居不节，用力过度，则络脉伤。阳络伤，则血外溢，血外溢则衄血；阴络伤，则血内溢，血内溢则后血；肠胃之络伤，则血溢于肠外。故往哲治血溢之证，有填补窍穴之说，此蓄血之原，不可不知也。或曰：滑涩又主痰与食者，何也？曰：食初停，物尚濡润，津液未伤，因中气输转迟缓，内即郁蒸，津液皆凝结似痰，故脉滑，中外热蒸，驯至津液枯燥，脉即变涩矣。与前蓄血病，始则滑，久则变涩，同一义也。至于滑脉所主之痰，此指随气流动，而不结伏者言，若老痰、火痰，坚韧胶固，结伏于经络之间，碍其流行之道路，运行濡滞，则脉又涩而不滑也。

涩主气滞须知

慎庵按：涩脉有内外气血之分别，寒热虚实之主治，今人第知浮涩有力为气滞，沉涩无力为血虚。然稽之于古，未足以尽其义也，予特揭出，告诸同志。

仲景曰：病人脉微而涩者，此为医所病也，大发其汗，又数大下之，其人亡血。此虚涩也。又曰：何以知汗出不彻？以脉涩故也。此实涩也。

《正义》云：为气不充盈，为血少精枯。是涩主气血之虚证也。

又云：为瘀血积痰，为痰热结伏。是涩主气血之实证也。

又为寒邪郁结，汗出不彻，为雾伤皮腠。是皆涩脉之主外邪者也。

《金匮》云：寸口脉浮大，按之反涩，尺中亦微而涩，知有宿食。是主内伤不足，中之有余也。

左尺涩，男子为足软腰酸，女人为经枯血秘，孕妇为胎漏不安；右尺涩，为津液衰，大便秘结，为元阳虚。是涩主内伤不足，阴阳精血之衰也。

《正义》云：为小腹寒疝，腹中有寒。是涩之主内寒也。

又曰：液竭燥渴，烦热无汗。是又主燥热也。

慎庵按：人身所恃以生者，惟此气血耳。若气血相准，则经隧流通，而无一息之停，是无病之人也。一有偏胜，则从偏胜处而为病矣。故二者有相须相成之用，使血无气，不能流行经脉而使条达；气无血，失其统运之机而即迟滞不前。盖血以气为运用，气以血为依归也，岂非相须为用乎？《经》云：气主煦之，血主濡之。煦者，温养也；濡者，润养也。经血日得阳和以温养，则阴血充溢而流行易，是气有生血之功，阳主施化故也；经气日得血以濡润，则阳气健运而隧道滑，是血有滋长之能，阴主长养故也，岂非相成为用乎？故血虚则气失依归，运行之机濡滞而不流利；气虚则健运之力微弱，血失宣导之机，亦阻结而难前。故不拘血虚、血瘀、气虚、气郁脉俱呈涩者，皆因气机之阻，经脉失其畅达，流行艰涩故也。病若在气虚，脉必浮涩而无力，实则浮涩而有力也；病在血虚，脉必沉涩而细弱，实则沉涩而有力也，脉则然矣。审之外候，证有同然，方为准的。若外邪相干于表，饮食停滞于中，皆足以致脉涩者，一由遏郁其营卫出入之机，一由阻碍其胃中升降之道使然。十二经脉，皆禀气于胃，今因饮食不化，阻其升降之气，清浊混淆于中，故使膈满，时嗳酸臭，发热，胪胀，恶食，舌苔燥黄，胃因不能游溢精气而上输，经脉皆失其禀受，使中外上下之气机，多违其运用，故脉窄碍而呈涩也。长沙二条，一因医者妄汗妄下，津液亏损，而成枯涩；一因发汗不透，扰动经气，玄府复闭，气郁而成实涩也。当再汗以通其经气，则病自霍然。

凡一切内外气血寒热虚实，致病而脉见涩者，非血滞于气，即气滞于血而使然也。

代脉生死之辨

《灵枢·根结》篇曰：五十动而不一代者，五脏皆受气；四十动一代者，一脏无气；三十动而一代者，二脏无气；二十动一代者，三脏无气；十动一代者，四脏无气；不满十动一代者，五脏无气，予之短期。短期，死期也。

慎庵按：《经》文受气者，谓五脏受气皆足，而无断续也。无气者，谓脏气亏损，已无气以应止息。《经》云：代则气衰，非谓败绝也。予之短期，此句专指不满十动之句而言，并非联属上四句而言也，况经文但言动止之数，以诊五脏无气之候，未尝凿言死期。而王氏《脉经》，劈空添出死期岁数。曰脉来四十投而一止，一脏无气，却后四岁春草生而死；三十投而一止者，二脏无气，却后三岁麦熟而死等云云。凡事揆之于理而难通者，必无之事也。若谓一脏无气，可延至三四岁之久，岂无治而得生者？

吾不信也。即以母子相生之义推之，假如肾脏无气，则必上窃母气以自养；肺金为肾水之母，日受吸取，则肺气亦因之而亏损，不能下生于肾矣；是肾在上，必先自绝其母气，而水愈涸竭，金燥水涸，在下不能资生于肝木，木亦枯燥而无气矣。三脏相因无气，由于一脏之亏，余脏准此而推，莫不皆然。三脏同归于无气，又安能延及三四岁之久乎？至十投一止者，四脏无气，若是死期已促，不过待日而已，又何能计月以决死期哉？五动一止五日死之句，必审其病之新久，在外有恶绝之候，方可决其短期，若无败坏之证，而见之暴，只是病脉，亦未可遽断以为死期也。若少年新病，而气血暴损，以致神用不续，而见代脉者，治之得宜，气血复而代脉退，亦有得生者，如心腹诸痛，并痛风痹症，俱因痛伤，营卫结滞不通，而脉代者，痛止则脉续，故一切痛脉见代，皆非真代，不可准也。如霍乱大泻吐后，脉亦有结涩止代不匀者，因津液脱竭，气血交乱，流行隧道，滞涩难前，故脉代结而止歇也。《举要》云：霍乱之候，脉代勿讶；厥逆微迟，是则可怕。

以霍乱乃卒暴吐下，谷神顿委，暂不接续，里和脉自调匀，非断绝者比，令勿惊讶；若手足厥逆，是阳衰阴盛，真元渐绝之象，则去生已远，恐骤脱难救，又安得不怕乎？若妊娠百日而脉代，以心包络输血养胎，经脉失荫，若别无他候，但当调其气血，则胎自固，而代自退，又何必再议治乎？按以上种种代脉，尚可图救，不可执定王氏之言，胶柱而鼓瑟，竟委弃而勿顾也，学者审之。予自数十年来，诊视亦多矣，每遇如上等证，治之合宜，得生者亦复不少。因是知代脉为有生有死之脉，非全是死绝之诊也。

代脉有二须知

盖代脉有二者，一谓有有生有死之别，一谓有有止无止之分也。生死之别，有止之分，前论辨之详矣，独无止之代，不得不再申明其义也。《经》云：黄脉代。盖主脾脉而应于四时：遇春得胃气而兼微弦，遇夏得胃气而兼微洪，遇秋得胃气而兼见微毛，遇冬得胃气而兼见微石，此乃四时更代之代。而得天和者，非死脉之代，此无歇止之代，其义又不可不知也。

天禀似代脉

有一种人，赋形时，经隧中有所阻而窒碍，流行蹇涩，时或歇止，类乎代脉，自少至老不变易，此禀赋之常脉，勿作代看。先哲曾有言及者，予亦曾验数人，其人皆至耄耋而终，学者当谨识之，慎无妄断，而浪施药剂也。

缓脉主热

慎庵按：《脉诀》云：三部俱缓脾家热，口臭胃翻长呕逆，齿肿龈宣注气缠，寒热时时少心力。李时珍谓其出自杜撰，与缓无关。然余间尝稽之于古，在《灵枢·邪气脏腑病形》篇云：缓者多热。仲景曰：缓者阳气长。又曰：缓则胃气有余。《海藏》云：缓大而长为热。张景岳曰：缓者纵缓之状，非后世迟缓之谓。故凡纵缓之脉，多中热，而气化从乎脾胃也。由是而知《脉诀》以缓脉主热之说，是有本之言，非杜撰也。若论其全书，固多舛错，往喆已正其失矣。予自阅历以来，他证无论，独于温热证，邪热转入阳明，诊多纵缓之脉，人多错认为虚脉，妄投温补之剂，未有不覆人于反掌者。其所以错认之故，盖亦有因，以纵缓之脉类于虚，然亦不难辨也。虚大之脉，浮候按之，浮大而空；重按之，则微细欲绝。纵缓之脉，浮中沉三候，按之皆软大，表里如一，不若虚脉之沉候微细欲绝也。再详拙辑《温疫萃言》。或问热则脉当数，何反纵缓耶？殊不知热在血分则脉数，以阳旺阴虚，阳主捷故数；热在气分，则热能伤气，故脉反缓，但缓必兼长大耳，长大而加之以软，即此可以想见其纵缓之形矣。凡诊得至数调匀，而去来舒徐，有此从容和缓之象，此之谓平脉，是即胃气也。诸脉之宜兼见者也。若来去舒徐，而至数迟慢不前，是曰迟缓，主于虚寒，治宜温补者也。若脉形长大而软，来去宽纵不前，即张太素所谓如丝在经，不卷其轴之谓，是曰纵缓，病主于热，治宜清降者也。同一缓脉，而有曰和、曰迟、曰纵三者之分，而其主病，有虚实寒热之不同，三者之义了然，再参合于证，自无遁情矣。

跋

冠少从果庐沈先生受经，未尝有志于医。及读古至良医与良相并济，窃欣焉慕之。先生曰：医亦学人事也，烛微窥隐，出死入生，厥惟艰哉！吾乡以医名家者，实繁有徒，而能精其业，神其用，惟予友林子慎庵。林子始治举业，旁通岐黄，后所试辄效，四方就请者，屦常满户外，遂无意名场，心存利济。上自轩农，下及近古，广搜博采，不遗余义。其后名愈盛，志愈耑，业愈精，心愈歉。每当漏声几滴，取架上书，篝灯纵观，时或达旦，必如是以为医，始可通神，始为圣手。冠闻先生言，心窃向往久矣。后因沈先生介绍，获从先生游也，面命耳提于四诊中，望、闻、问，三致意焉。几疑先生教以浅近法门，乃久之倍致叮咛，某持此术以往，亦百不失一，因恍然于四诊并重，而望、闻、问尤为切脉之符节，此夫子所以教及门，与古人冠望闻问于切先者，俱有深意。顾世之业医者，未之思耳，及先生出是编相示，其中搜汇百家，参以独见，于四诊义蕴，无不深入显出。深入则通乎微矣，显出则抉之若揭矣，真医义之抉微也。同门张子绍远，避席请曰：夫子此书，谓之《四诊抉微》，韪矣，以其藏之名山，曷若悬之国门，急登梨枣，出以公世，以慰学人之望，可乎？先生曰：可。刊甫成，不揣固陋，谨识数言，以附篇末。

门人吴冠百拜谨跋

《随身听中医传世经典系列》书目

一、医经类

黄帝内经·素问

黄帝内经·灵枢

内经知要

难经集注

二、伤寒金匮类

伤寒论

金匮要略

伤寒来苏集

伤寒贯珠集

注解伤寒论

三、诊法类

四诊抉微

濒湖脉学　奇经八脉考

脉诀汇辨

脉诀指掌病式图说

脉经

脉经直指

脉贯

脉理存真

赖氏脉案

辨症玉函　脉诀阐微

敖氏伤寒金镜录　伤寒舌鉴

诸病源候论

望诊遵经

四、本草方论类

本草备要

神农本草经百种录

神农本草经读
太平惠民和剂局方
汤头歌诀
医方集解
校正素问精要宣明论方

五、外科类

外科正宗
疡科心得集
洞天奥旨

六、妇科类

女科百问
女科要旨
傅青主女科

七、儿科类

小儿药证直诀
幼幼集成
幼科推拿秘书

八、疫病类

时病论
温疫论
温热经纬
温病条辨

九、针灸推拿类

十四经发挥
针灸大成

十、摄生调养类

饮膳正要
养生四要
随息居饮食谱

十一、杂著类

内外伤辨惑论
古今医案按
石室秘录

四圣心源
外经微言
兰室秘藏
血证论
医门法律
医林改错
医法圆通
医学三字经
医学心悟
医学启源
医学源流论
医宗必读
串雅内外编
证治汇补
扁鹊心书
笔花医镜
傅青主男科
脾胃论
儒门事亲

获取图书音频的步骤说明：

1. 使用微信“扫一扫”功能扫描书中二维码。
2. 注册用户，登录后输入激活码激活，即可免费听取音频（激活码仅可供一个账号激活，有效期为自激活之日起 5 年）。

医药大学堂
刮开涂层
获取图书激活码
www.yiyaodxt.com

上架建议：中医·古籍

ISBN 978-7-5214-2967-1

9 787521 429671 >

定价：32.00 元